LA CIENCIA DE LA PANCITA CHELERA

Y OTRAS RAREZAS DEL CUERPO

La ciencia de la pancita chelera
Y otras rarezas del cuerpo

Primera edición: octubre, 2020

D. R. © 2018, Leonora Milán y Alejandra Ortiz

D. R. © 2020, derechos de edición mundiales en lengua castellana:
Penguin Random House Grupo Editorial, S. A. de C. V.
Blvd. Miguel de Cervantes Saavedra núm. 301, 1er piso,
colonia Granada, alcaldía Miguel Hidalgo, C. P. 11520,
Ciudad de México

www.megustaleer.mx

D. R. © 2020, Sonia Lazo, por las ilustraciones de interiores y de portada

Amalia Ángeles, por el diseño de interiores y la portada

ISBN: 978-607-319-217-0

Impreso en México – *Printed in Mexico*

Penguin
Random House
Grupo Editorial

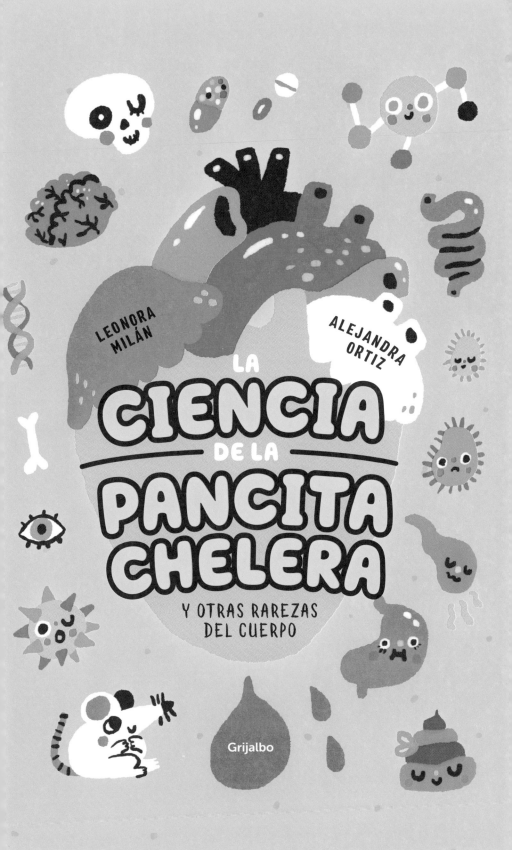

ÍNDICE

INTRODUCCIÓN

A ti, que estás leyendo este libro:

Queremos agradecerte profundamente que estés aquí, dedicando tu tiempo a una lectura que habla de la cosa con la que más convives: tu cuerpo. El que hayas llegado a este ejemplar quiere decir que tienes interés en conocer un poco más a fondo el cuerpo que habitas, y eso es algo digno de celebrar; hay muchísima gente que va por el mundo a bordo de un cuerpo que no entiende y que ni siquiera, por mera curiosidad, busca comprender.

Aquí te hablaremos de algunos aspectos corporales que a nosotras siempre nos han parecido interesantes, y precisamente, con el afán de conocernos mejor a nosotras mismas, decidimos explorarlos y presentártelos. No es una compilación exhaustiva del cuerpo, pero sí hallarás capítulos sobre algunos de sus procesos que, al ser analizados, resultan bastante peculiares, entre ellos el embarazo, el llanto, el dolor, la muerte, la borrachera y el hacer caca. También podrás encontrar capítulos sobre algunos amigos invisibles que tenemos, como el amor y los millones de microorganismos que viven en nosotros. Finalmente, esperamos que tú también descubras que, a pesar de lo que mucha gente cree, nuestro cuerpo no es en absoluto una máquina perfecta, sino un producto más de la evolución, eso sí, lleno de fallas.

Nuestra intención es que la información de este libro no sea únicamente útil, sino sobre todo entretenida. Para nosotras la información sin risas no entra, así que ojalá que nuestro libro surta este efecto contigo y con cada persona con quien compartas lo que se incluye aquí.

ALEJANDRA Y LEONORA

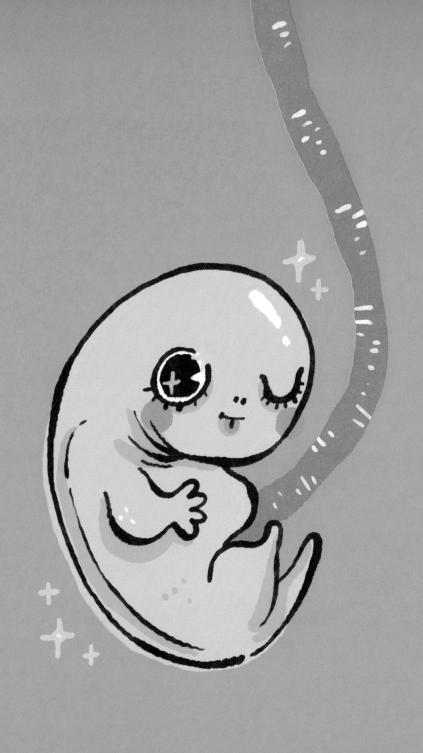

1

TU BEBÉ, TU PARÁSITO

El embarazo usualmente se piensa como nueve meses de conexión y cuidado maternal. En cierto sentido lo es, pero en otro es más bien un forcejeo entre la madre y el feto, que en ocasiones puede terminar muy mal.

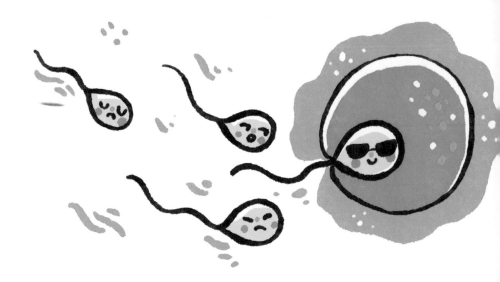

HACE MUCHOS, MUCHOS AÑOS, aproximadamente tu edad y nueve meses más, un óvulo y un espermatozoide se encontraron dentro de una trompa de Falopio de tu madre. Más bien, un óvulo y centenares de espermatozoides se toparon y estos últimos rodearon al gameto femenino para tratar de ingresar en su interior. Para lograrlo, liberaron enzimas especiales que disuelven la capa más externa del óvulo, una membrana gelatinosa que impide que sea fácil penetrarlo. Sólo uno de esos espermatozoides lo logró, y tú eres la prueba de ello.

Cuando el espermatozoide entra, fusiona su núcleo con el del óvulo. En el núcleo de estas células (y de todas, por si no te acordabas) se encuentra el material genético. Pero los gametos o células sexuales son diferentes a todas las demás células, pues tienen únicamente la mitad del material genético de un individuo. Es en la fertilización, o sea, en la unión de ambos núcleos, que el número necesario de cromosomas se completa. En ese momento los dos gametos dejan de ser lo que eran y se convierten en un cigoto.

El cigoto entonces viaja hacia el útero, donde se pega en la pared o endometrio unos seis días después de la fertilización y comienza a desarrollar una serie de conexiones con éste mediante vasos sanguíneos, los cuales se convertirán en la placenta. Oficialmente, el embarazo que culminó en tu nacimiento comenzó en el momento de esa implantación. Y es cuando inició también una lucha encarnizada entre eso que fuiste tú y el cuerpo de tu madre.

Conflictos en el vientre

Piensa en todas esas veces en que, con carita de niño bueno, le pediste a tu mamá otros cinco pesos para las maquinitas. Luego, más grandecito, cuando después de tenerla horas despierta porque no llegabas de la fiesta, con ojo Remi le dijiste que te dolía mucho preocuparla y que eso era suficiente castigo (librándote así de repercusiones que hubiesen sido más adecuadas). Pues eso se llama manipulación. Y nunca fue más fuerte que en el vientre.

Los fetos mamíferos son una feroz máquina bulldozer de extracción. Su principal método: la manipulación del cuerpo materno. La evidencia de que esto ocurre es vasta y, en ocasiones, gráfica y violenta.

Por ejemplo, se han hecho experimentos con embriones de ratones implantados en cerebros, ojos y testículos "para ver cómo crecen". La hipótesis de dichos experimentos era que, desprovistos del protector y amable ambiente del útero, a los embriones les iba a ir mal. Pero el resultado fue todo lo contrario. Como en película de terror, las células placentarias de estos embriones comenzaron a crecer salvajemente alrededor de los tejidos, arrasando lo que hubiese a su paso hasta encontrar arterias que les pudieran proveer de oxígeno y nutrientes.

Eso es más o menos lo que el embrión hace dentro del útero. Las células placentarias digieren literalmente las paredes de la matriz, llegando hasta las arterias de la madre y paralizándolas de modo que no se puedan contraer, las vuelven 10 veces más grandes e impiden que regresen a su tamaño normal. Con esto, el embrión asegura su respiración y alimentación, ya que es a través de la sangre de la madre como obtiene oxígeno, glucosa y nutrientes. Además, al conectarse directamente al torrente sanguíneo, adquiere cierto control del cuerpo materno, pues puede mandar hormonas u otras moléculas que disparan procesos fisiológicos.

La manipulación del feto continúa durante todo el embarazo con estrategias diversas. Por ejemplo, suprime el sistema inmune de la madre para que éste no se defienda y no ataque al invasor (también conocido como futuro bebé). Es probable que, si el feto tuviera la cancha libre, chuparía los nutrientes de su madre hasta la muerte de ambos. Afortunadamente, las madres saben cómo poner límites, al menos en la fase prenatal.

Esos límites nos recuerdan a Estados Unidos y la URSS durante la Guerra Fría. Si los fetos producen hormonas que provocan algún efecto en las mamás, éstas responden produciendo proteínas que inactivan a esas hormonas. Los fetos, entonces, producen más hormonas, y las madres más proteínas, y así desencadenan una carrera armamentista que llega a tales niveles

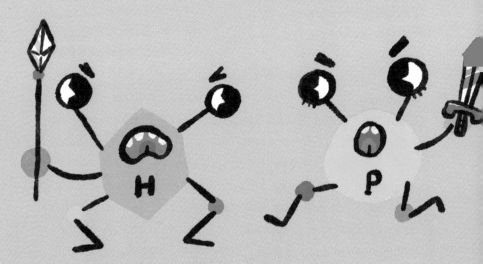

que a los ocho meses de embarazo 25% de las proteínas que usa el feto no son para crecer y desarrollarse, sino para producir hormonas mensajeras que manipulen a su madre. Esta guerra casi siempre se mantiene en un balance sano y seguro para ambos. Excepto cuando no.

Bajo presión

Invadir el torrente sanguíneo y comenzar a jalar sangre a otro molino (el molino siendo tu cuerpo, si es que eres un feto) no es cualquier cosa. Las arterias expandidas que están llevando sangre hacia la placenta inevitablemente provocan que la presión sanguínea del cuerpo de la madre baje, lo cual podría ser peligrosísimo, en especial para el feto, pues podría asfixiarse ante la falta de oxígeno. Pero esto no pasa porque, mediante otra de sus estrategias manipuladoras, los fetos liberan unas hormonas que incrementan la presión sanguínea materna. El problema es que a veces lo hacen de más.

De las más de 800 mujeres que diariamente mueren alrededor del mundo por complicaciones en el embarazo y parto, más o menos 15% sufrió preeclampsia, una peligrosa condición en la que se incrementa la presión sanguínea de las mujeres embarazadas. Las causas precisas de la preeclampsia son un misterio, pero algo que se sabe con certeza es que tiene que ver con la placenta.

Cuando la presión de la madre no está aceptablemente alta, para el feto la situación es potencialmente mortal. Si por alguna razón las arterias conectadas a la placenta no están lo suficientemente expandidas, o el feto percibe que no está recibiendo oxígeno, éste procede a tomar medidas extremas. La placenta y el feto comienzan a liberar una serie de sustancias que dañan los vasos sanguíneos de la madre e interfieren con su reparación natural, provocando que la presión sanguínea aumente. Si la inyección de estas sustancias es muy alta, entonces la presión de la madre sube tanto que inicia una cascada de riesgos severos: daño cerebral, renal y de hígado, obstrucción de los vasos sanguíneos, fluido en los pulmones, convulsiones y, en casos muy graves, la muerte del feto y de la madre.

FUN FACT ▸ Aproximadamente 15% de las mujeres embarazadas sufre de alguna complicación grave que puede devenir letal durante el periodo de gestación, y esa cifra es baja en comparación con la prehistoria. En el pasado nómada de la humanidad, cuando no había asistencia médica, más de 40% de las mujeres morían por complicaciones durante el embarazo o parto.

Los fetos, si es que tuvieran voluntad, podrían considerarse como codiciosos. Dado que no la tienen, al menos podemos decir que están sumamente ávidos de insumos para su crecimiento: azúcar, nutrientes, oxígeno. Aumentar la presión sanguínea es una de sus estrategias, pero tienen más.

Festín de azúcar

Para la mayoría de las personas, tener altos niveles de glucosa en la sangre significa problemas, casi siempre con el nombre de diabetes. Excepto si eres un feto. Para éstos, glucosa en la sangre significa festín de azúcar.

Es común que algunas mujeres durante el embarazo desarrollen una diabetes especial, la gestacional. Los niveles de glucosa en su sangre aumentan y se mantienen altos, y no porque estén consumiendo más azúcar, sino porque las células comienzan a funcionar de forma deficiente. La causa, obviamente, es el invasor en el vientre.

Durante la digestión, la comida se metaboliza y produce glucosa, la cual viaja a través de la sangre y es el combustible para todas las células del cuerpo. Pero esta molécula no entra en las células así nomás: necesita de la insulina, producida por el páncreas. Si la glucosa no entra en las células y se queda en la sangre, se produce una serie de problemas que pueden derivar en partos prematuros, preeclampsia y diabetes tipo 2 por el resto de la vida de la madre. Pero a los fetos no les importa esto. Sólo les importa comer.

La placenta produce varias hormonas en altas cantidades que alteran, para mal, la acción de la insulina. El resultado es que la glucosa se mantiene durante más tiempo en la sangre, que va directo al embrión en crecimiento. El páncreas de la madre, en respuesta, produce más insulina, pero hay veces en que no es suficiente.

Cuando eso pasa, la madre se vuelve diabética durante algunos meses, es decir, le da diabetes gestacional. Así como la preeclampsia, la diabetes gestacional es algo que se "cura" al terminar el embarazo, cuando el feto sale del cuerpo. No es de extrañar, sabiendo que el origen de los embriones mamíferos es, literalmente, el de unos parásitos.

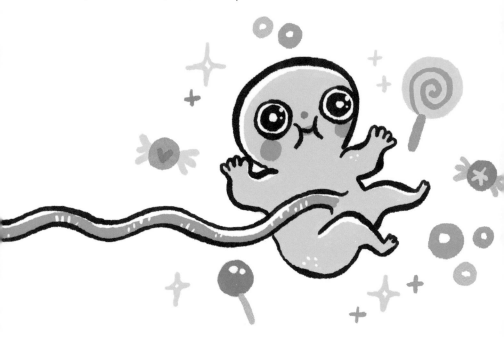

FUN FACT ▸ Hay algunas mujeres que cargan con un gen que las hace más propensas a desarrollar diabetes gestacional. Este gen actualmente "defectuoso" tuvo su origen hace 8100 años en Eurasia, y en el contexto en que surgió parece haber sido beneficioso. En ese momento, las sociedades humanas estaban pasando de ser cazadoras recolectoras y nómadas a ser agrícolas. Contrario a lo que mucha gente cree, la agricultura trajo a la humanidad largos periodos de hambrunas y una dieta pobre en nutrientes. En ese ambiente en donde pasar hambre era una constante, un gen que brindara a los fetos más azúcar de la que podían obtener normalmente resultó ventajoso, al evitar abortos y bebés débiles. Pero hoy en día los alimentos con azúcar son la norma y no la excepción, y este gen resulta perjudicial. Las mujeres tienen dietas con suficiente azúcar (o a veces más de la necesaria), por lo que impedir que ésta se absorba en las células y se quede en la sangre es un peligro latente.

Bebés que vinieron de virus

- Engañar al sistema inmune para que no te expulse
- Obtener nutrientes de forma oportunista
- Manipular al cuerpo que te aloja

Claramente podríamos estar hablando de un virus, pero estamos hablando de ti (o más bien, del feto que alguna vez fuiste).

En ese órgano rapaz que es la placenta se producen unas proteínas muy particulares llamadas sinticinas. Se localizan en los puntos en donde la placenta se une al útero, y forman una delgada capa. Esta capa es la encargada de filtrar las sustancias o moléculas que pasan de la madre al feto, como nutrientes y oxígeno, y detiene las que no deben pasar.

La capa de sinticinas cumple la importante función de impedir el paso de células inmunes hacia el feto por una razón muy sencilla: estas células atacarían al embrión, pues, literalmente, es un cuerpo extraño dentro de la madre.

Esta capacidad de engañar al sistema inmune no fue una innovación humana, ni siquiera una innovación mamífera. Durante millones de años, la estrategia de engaño fue perfeccionada por los maestros de la invasión: los virus. Nosotros únicamente la tomamos prestada de una manera que podría parecer ficción. Los genes que producen la sinticina son genes de virus que se colaron hace millones de años en nuestro genoma.

El que algunos genes ahora humanos hayan venido de virus es algo relativamente común. Aproximadamente 8% de nuestro genoma tuvo su origen así. Los virus se reproducen

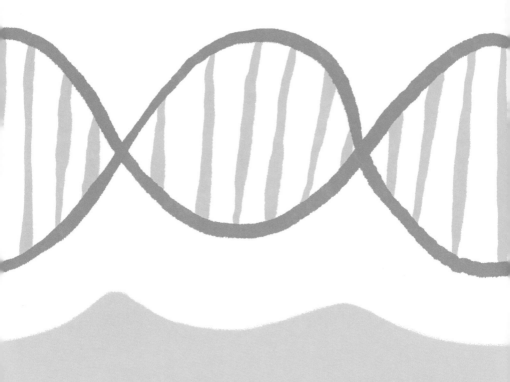

insertando su propio material genético en el de su "hospedero". Si eso pasa en óvulos o espermatozoides, los genes de virus se pueden pasar de generación en generación y de esa manera incorporarse permanentemente en el genoma de otras especies.

Las semejanzas en el actuar de un parásito virulento y de un feto no son mera coincidencia. En virus, las proteínas similares a la sinticina permiten que las células de quienes están invadiendo se unan unas con otras, haciendo más fácil la infección. En nosotros, hacen que las células de madre e hijo se

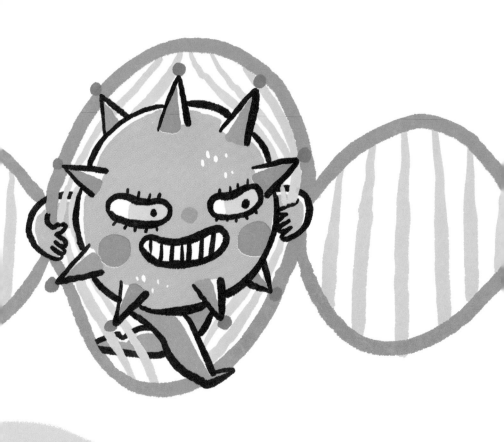

unan, permitiendo la invasión (es decir, el embarazo). En virus, las sinticinas son también parte de una estrategia que deprime al sistema inmune; en humanos, son las responsables de que el sistema inmune materno no ataque al bebé.

¿Sigues pensando que el vientre materno fue un lecho amoroso repleto de lo necesario para el desarrollo embrionario? De cierta forma sí lo fue, de cierta forma que tal vez podríamos llamar sádica, pero lo fue.

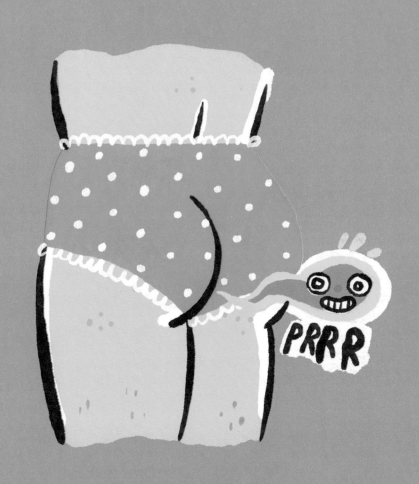

2

¡EL GAAAAAAAS!

Nota aclaratoria: sabemos que usar la palabra "chavos" revela nuestra edad, e indica que nosotras somos todo menos chavas. A sabiendas de esto, se les informa que vamos a usar ese término de todas maneras.

"¿QUÉ PEDO, Güey?"

ASÍ SE SALUDAN los chavos. "No la armes de pedo", dicen, cuando alguien se pone necio. "Estoy metido en un pedote", se manifiestan cuando las cosas se ponen complicadas. La palabra "pedo" se usa, de forma coloquial, con mucha más continuidad de la que a las buenas costumbres les gustaría que se utilizara. Generalmente, se incorpora a nuestro vocabulario de manera despectiva, o para referirse a algo que no marcha del todo bien. Esto no nos sorprende; así como con la caca, que analizaremos en el capítulo 8, las personas tenemos una relación compleja con nuestros pedos. Podríamos definirla como de amor-odio: nada tan penoso como un pedo sonoro y hediondo, con notas de huevo cocido; pero nada tan reconfortante como por fin dejar escapar ese gas que nos tenía, literalmente, "con cara de traer un pedo atorado".

"Qué mal pedo", dicen los chavos. Y puede ser, si acaso tenemos un problema de salud que pueda detectarse en la composición de nuestros gases. Porque una vez más: así como la caca, los pedos son un indicador de nuestra salud que deberíamos conocer mejor y con los que deberíamos estar más en paz, ya que, como ésta, son universales (o al menos, totalmente humanos). Todos nos tiramos pedos. Entre cinco y 20 al día, de hecho.

Pero, ¿qué es un pedo?, ¿a qué se debe su olor característico?, ¿qué dicen de nuestro interior?

La comida es importantísima. El ritual de comer une individuos y colectividades desde hace miles de años, y el alimento
es, por describirlo de alguna forma, el combustible que permite
que nuestros cuerpos funcionen. Sin embargo, el proceso mediante el cual éste se convierte de hamburguesa a desperdicio
es largo y tiene un producto final oloroso e incomprendido.

Pues bueno.

Aquí les vamos a hablar de un proceso que forma parte de
nuestra digestión y que da lugar a algo igual de aromático que
las heces: las flatulencias, mejor conocidas como pedos.

Estas emisiones gaseosas se gestan en nuestro estómago e
intestinos mientras digerimos los alimentos, es decir, mientras
éstos se deshacen en nuestro interior y se someten a los procesos que los transformarán de comida a energía.

Pueden ser causados por varias cosas, y dependiendo de la
causa, tendrán distintas características.

Tipos de pedos

Los más amables consisten en aire que tragamos y que tiene
que salir de nuestro cuerpo de una forma u otra; si no lo eruc-
tamos, pasa por nuestro tracto digestivo y sale por el ano, como
cualquier emisión flatulenta en sensación y alivio brindado,
pero sin tanto olor, ya que el aire que respiramos está compuesto principalmente por nitrógeno y oxígeno, ambos inodoros. Algunas de las actividades que favorecen que traguemos
aire y que generarán pedos al final del día son mascar chicle,
mordisquear objetos como lápices o tapas de bolígrafos, comer
tan rápido que no se mastica bien la comida, fumar, entre otras.

Los que pueden variar más son los producidos a raíz del
consumo de alimentos y bebidas (sobre todo las carbonata-
das); dependiendo de la persona y del tipo de alimento, se producirá más o menos gas que olerá distinto según estos mismos

factores. Pasa lo mismo con algunos medicamentos, que pueden causar gases e inflamación. Desde luego, ciertas infecciones bacterianas en el tracto digestivo contribuyen también a un aumento en la cantidad de flatos.

Sin embargo, sin importar su origen, hay algo que tienes que saber: gas que entra, tiene que salir.

FUN FACT

▶ ¿Por qué no sirve para nada aguantarte?

Por más que desees que un pedo desaparezca dentro de tu cuerpo para evitar su posiblemente vergonzosa salida, si no se escapa por el ano, se va a quedar dentro de ti, esperando salir tarde o temprano. Hay ocasiones en las que parece que lo lograste (al menos el tiempo suficiente como para evitar pedorrearte en un evento social), pero los pedos no pueden desaparecer. Lo que ocurre, si acaso, es que salen gradualmente aun cuando no seas consciente de que está ocurriendo, pues los pedos son burbujas de gas que no van a irse a ningún lado si no es a través de su vía de escape tradicional.

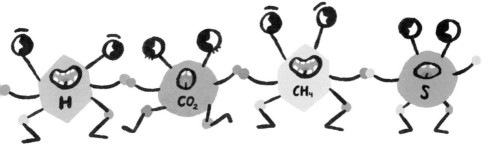

Composición química del flato oloroso

Hablando de cuestiones más químicas, estas variaciones dependen de la composición del gas que liberamos; aproximadamente 99% del contenido de un pedo es una mezcla inodora e incolora de hidrógeno, dióxido de carbono y metano. Ésta es la razón detrás de que la mayoría de nuestros pedos no huelan a nada; hay que admitir que, por cada gas oloroso, dejamos escapar decenas que no resultan tan olfativamente ofensivos.

El 1% restante, responsable del aroma tan característico que tienen los peditos y que comparten con el mismísimo Satanás, es el azufre, presente en una serie de compuestos como el sulfuro de hidrógeno y productos de la digestión de las bacterias.

"¿Qué no fue ese plato de frijoles que me comí en la mañana lo que causó la pedorriza?" Pues sí y no. Como veremos con detalle en el siguiente capítulo, en nuestro sistema digestivo hay millones de bacterias que conviven con nosotros y que desempeñan una serie de funciones importantísimas para nuestro bienestar. Ellas comen, de cierta forma, lo que nosotros comemos, y procesan su alimento dejando atrás ciertos subproductos de la digestión que pueden resultar apestosillos. Por ejemplo, si las bacterias se alimentan de algo rico en azufre, producirán en consecuencia compuestos sulfurosos. Estos compuestos dejan nuestro cuerpo vía los pedos, que llevan consigo el tradicional olor del azufre.

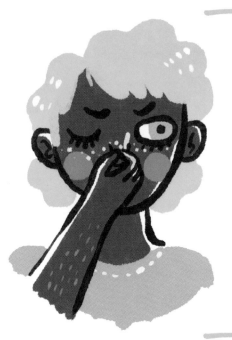

¿Qué demonios me comí?

"Pero, ¿cómo diablos llegó azufre a nuestro estómago?", es la pregunta que sabemos que cruza su mente en estos momentos. Resulta que una gran cantidad de alimentos que contienen carbohidratos complejos también contienen azufre: frijoles, coliflor, brócoli, por mencionar algunos. Buenísimos para la salud, pero muy pedorros. Y mientras más azufre, más aroma.

Pon tú que somos vegetarianas, que sí lo somos, pero éste no es el momento ni el lugar para explicarte por qué; viene al caso porque la dieta vegetariana es generalmente rica en alimentos como los arriba mencionados. Entonces, pon tú que somos vegetarianas. Pon tú que ponemos medio brócoli, un cuarto de coliflor, un par de puñados de alubias, unas dos berenjenas pequeñas y unos cuantos jitomates en una olla de cocción lenta, con la intención de hacer un estofado delicioso.

Pon tú que como somos unas atascadas, nos comemos todo el estofado entre las dos de una sentada. Quedó buenísimo. Pon tú que dos horas después, la sala donde reposamos el mal del puerco está más sulfurosa que una fábrica de cerillos. Pero, ¿qué tanto gas habrá salido de nosotras como para que la atmósfera esté así de densa? El humano promedio expulsa entre 0.5 y 1.5 litros de gas cada 24 horas; estamos seguras de que después de esta comilona hipotética nosotras estaríamos emitiendo una cantidad mucho más cercana a la zona superior de ese promedio. Mientras reposamos entre nubes olorosas, nos surgen preguntas importantes.

"Güey, si así estamos nosotras, ¿te imaginas si fuéramos vacas? ¿Cómo serían nuestros pedos?"

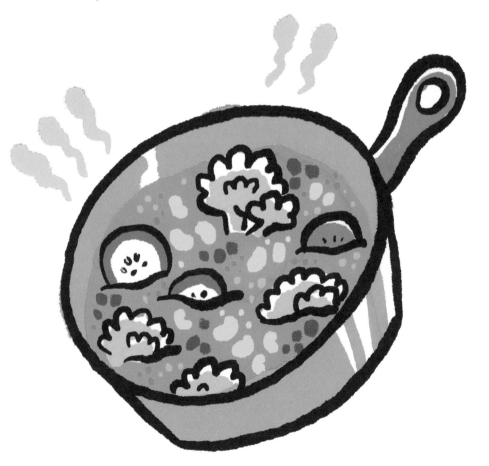

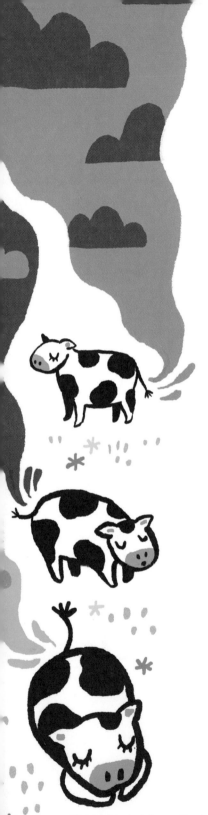

FUN FACT ▸ Los gases de las vacas serían, evidentemente, mucho más abundantes. Como se alimentan de pasto, especialmente de una variedad que se conoce como raigrás y que es de los más utilizados para reforestar pasturas y asegurarse de que el ganado tendrá suficiente alimento, sufren problemas de digestión. Este pasto es difícil de digerir y suele fermentarse dentro del sistema digestivo de las vacas, interactuando, como nuestro guisado, con los microorganismos que ahí se encuentran y produciendo el inevitable gas, que, en el caso de las simpáticas rumiantes, es principalmente metano.

Tal vez no lo sepas, pero el metano es uno de los principales gases de efecto invernadero y contribuyentes al calentamiento global. Es por esto (y por otras razones de peso considerable) que se dice que la industria ganadera es una de las principales causantes del cambio climático. La solución para ello es modificar la alimentación de las vacas y asegurarnos de que tengan acceso a pasturas naturales cuyos nutrientes son mucho más balanceados, se aprovechan mejor, brindan una mejor salud a estos animales y no liberan tanto gas como con los pastos secundarios semejantes al raigrás. Lo ideal sería, además, encontrar una manera de recapturar el gas emitido en forma de pedos y eructos, ya que este gas podría utilizarse como fuente de energía.

Especular es innecesario, afortunadamente, porque no somos rumiantes, somos tan sólo unas biólogas con dietas altas en ingredientes óptimos para la producción de pedos. Sin embargo, aun cuando no lleves una dieta especial, si comes de forma balanceada estarás expuesto a la producción de gases, pues los principales ingredientes generadores del ofensivo gas son cuatro azúcares que están presentes en la mayoría de nuestros alimentos.

El primero de ellos es la fructosa, presente en una serie de frutas y verduras y añadida frecuentemente para endulzar bebidas azucaradas. Tenemos también la lactosa, que, como su nombre indica, está en la leche y también en panes y cereales. Si uno es intolerante a ese azúcar, tenderá a producir más pedos después de consumirla. La tercera es la rafinosa, presente en los vegetales más pedorros, como los frijoles, el brócoli y la coliflor. La última es el sorbitol, que se encuentra en prácticamente todas las frutas y verduras, y que se utiliza como edulcorante artificial en los productos de dieta.

El consumo de estos cuatro azúcares, juntos o por separado, te generará pedos. Lo mismo ocurre con la fibra y los almidones que podemos encontrar en alimentos como el maíz, las papas y el trigo. Y aun cuando ciertos nutrientes no sean naturalmente gaseosos, como las proteínas y las grasas, pueden prolongar el tiempo que nos toma digerir una comida, lo cual le da tiempo extra a las bacterias productoras de gas para hacer su trabajo. Es decir, que prácticamente todo lo que comas te va a hacer pasar gas en algún momento u otro. Ésa es la triste realidad.

¿Pedo bien o pedo mal?

Si prácticamente todo lo que comemos nos hace tirarnos pedos y las bacterias que los producen están en el intestino de todos nosotros, podríamos concluir que éstas son buenas y los pedos son sanos, ¿cierto? Ehm, más o menos. La cosa está así. Hay miles de especies de microorganismos paseando a nuestro alrededor y en nuestro interior. Ciertos tipos de bacterias intestinales, ya poniéndonos específicos, generan tipos de gases que otras no necesariamente forman, por ejemplo, las bacterias que absorben sulfatos producen sulfuro de hidrógeno, el mismo que les da a tus pedos ese característico olor a huevo podrido. Hay gases cuya presencia es perfectamente normal; sin embargo, hay ciertos tipos de gases que, si están en nuestro intestino o saliendo de éste pueden ser indicadores de algún tipo de padecimiento, como colitis o alergias digestivas. Hoy en día no hay métodos muy precisos para medir el tipo de gas intestinal y sus concentraciones, pero al ser un método interesante para identificar malestares y enfermedades del tracto digestivo, se han sugerido dos herramientas que podrían facilitar el proceso. La primera es tomar una muestra de heces

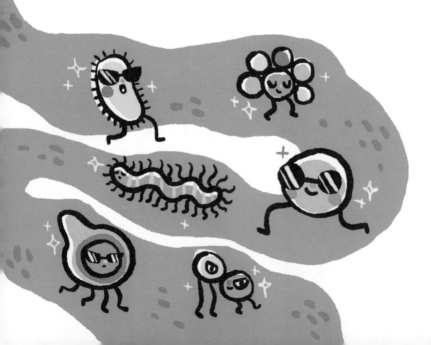

FUN FACT

▶ **¿Cómo pedorrearse menos?**

Si bien estás condenado a vivir rodeado de emisiones de tu propio gas, hay formas de reducir la incidencia de la pedorriza, simplemente modificando tus hábitos y tu forma de comer. Aquí te dejamos algunos tips:

- **Haz ejercicio.** El ejercicio sirve para todo, incluso para librarte del malestar de tener pedos atorados.
- **Come menos.** A menos alimento para bacterias, menos subproductos gaseosos.
- **Come más lento.** A menor velocidad, menos aire ingerido en cada bocado.
- **Come sin estrés.** Comer estresado complica la digestión, dándole más tiempo a las bacterias de hacer lo suyo.

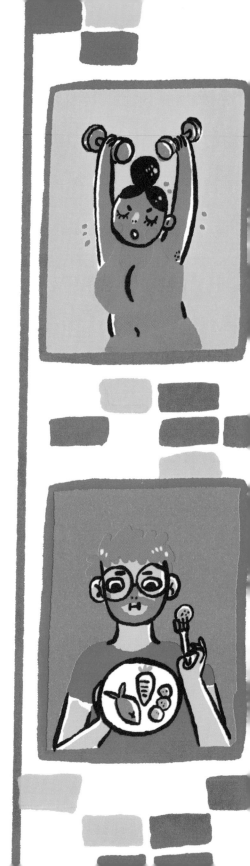

del paciente y dejar que las bacterias que viven en ella fermenten y produzcan gas en un ambiente controlado, que nos permita recolectarlo y medirlo; la otra es que el paciente consuma una cápsula que analiza una muestra de los gases que hay en el intestino en el momento en que llegue a éste. Mientras estas técnicas no se perfeccionen y, sobre todo, mientras no terminemos de comprender exactamente qué tipo de gas y en qué cantidad indica un padecimiento particular, nuestros pedos no serán utilizados como herramienta de diagnóstico, pero, ¿en un futuro? Imagina a Dr. House versión pedos.

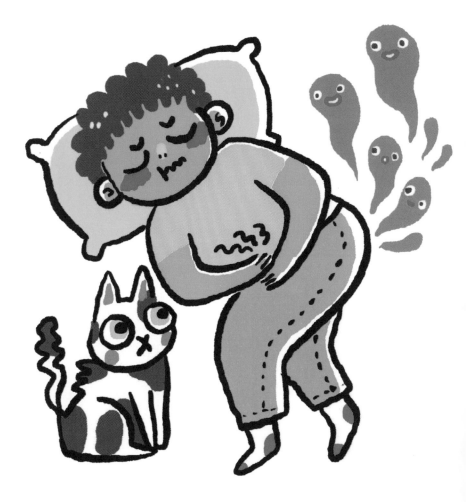

Por lo pronto, tienes que mantenerte alerta si ves que tus pedos empiezan a ser algo fuera de lo común. Tú eres el mejor juez de tus pedos; nadie sabe cuánto y cómo te pedorreas mejor que tú y, si algo está saliéndose del estándar, serás el primero en notarlo. Si consideras que estás pasando gases más olorosos que de costumbre con una frecuencia mayor, no estaría mal informarle a tu médico. Lo mismo si a tus gases los acompaña algún tipo de molestia persistente como dolor abdominal e hinchazón, incontinencia, sangre en las heces, diarrea o constipación recurrentes y síntomas de que podrías estar siendo víctima de una infección, como fiebre, vómito y dolor muscular o de las articulaciones.

FUN FACT

▸ ¿Cómo funcionan las medicinas antipedos?

Para el más tímido, hay solución: la industria farmacéutica ha desarrollado una serie de productos que ayudan a disminuir la incidencia de pedos en nuestro tracto digestivo. Su ingrediente activo es una enzima que corta, por decirlo de alguna manera, los carbohidratos complejos que las bacterias romperían y procesarían para dar lugar al gas, en carbohidratos más simples y fáciles de digerir. Éstos se absorben en tu intestino delgado y no logran llegar al grueso, donde se encuentran las bacterias hambrientas. Sin embargo, no hay que abusar: matar de hambre a tu microbioma, del que dependen tantos factores de nuestro bienestar, como puedes leer en el capítulo 3, no es necesariamente la mejor estrategia. Lo que recomendamos es dejarlo pasar, literalmente, con la cabeza en alto y aceptar que es algo que hacemos todos.

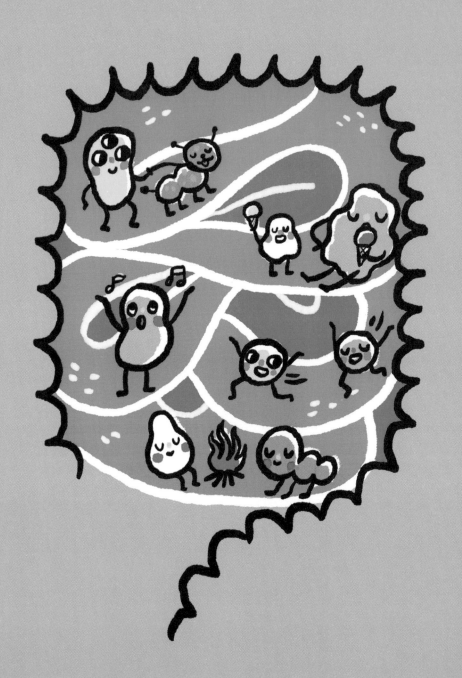

3

MICROBIOMA, TU VERDADERO AMIGO INVISIBLE

El conocido meme de "forever alone" nos ha mentido. Esto se debe a que, de hecho, todo el tiempo estamos muy acompañados, considerando que en cada uno de nuestros cuerpos viven aproximadamente 100 billones de bacterias. Algunas están por fuera, otras por dentro; el caso es que en cada rincón de nosotros hay millones de bichos viviendo sus vidas, y, al mismo tiempo, ayudando a que nosotros vivamos las nuestras. En este capítulo hablaremos de estos bichos, sobre todo de los que habitan en nuestras tripas.

AVISO: este capítulo estará lleno de alusiones a los noventa porque, por alguna razón, hablar de bichos en la panza nos remite a eso.

EN ESTE LIBRO INVOCAMOS muchos olores, secreciones y sonidos indeseables que salen de nuestro cuerpo, en particular del sistema digestivo. Y como no queriendo la cosa, al final les echamos la culpa no a nuestras sabias decisiones de atascarnos de garnachas, sino a las bacterias que fermentaron sus componentes, provocándonos olorosas y sonoras penas.

Lo cierto es que muchos de nuestros pedos tienen que ver con las bacterias que viven dentro de nosotros. Y cuando nos referimos a pedos, no es nada más a las flatulencias, sino a una serie de situaciones y problemas de salud que son consecuencia del estado en que se encuentran los bichos que nos llaman casa.

Pero vamos por pasos. Para iniciar, te invitamos a evocar esas bellas épocas en que el Super Nintendo era la consola novedosa, los animes capturaban nuestra atención (no vamos a negar este pasado) y los adultos responsables a nuestro alrededor procuraban la salud de nuestra flora intestinal a través de bebidas que sabían a yogurcito. Bueno, pues la famosa flora intestinal de los noventa no tiene nada de flora: son más bien protozoarios, virus y sobre todo bacterias hoy en día conocidas como la microbiota o el microbioma intestinal, que es uno de los tantos microbiomas que alberga nuestro cuerpo. Estos microorganismos viven en simbiosis con nosotros, es decir, en una relación biológica súper estrecha donde lo que le pasa a uno, afecta al otro. Tenemos bacterias por todos lados y compartimos la vida con ellas.

Para estos microorganismos nuestro cuerpo es su planeta, y como tal tiene diferentes ecosistemas: el interior de las entrañas es muy distinto a la caverna del ombligo, que a su vez difiere del dorso de la mano, del tracto urinario, la vagina o la cavidad oral. En cada persona hay diferentes ambientes, y por lo tanto diferentes microbiomas. La composición del microbioma de cada quien es única y depende de la interacción de

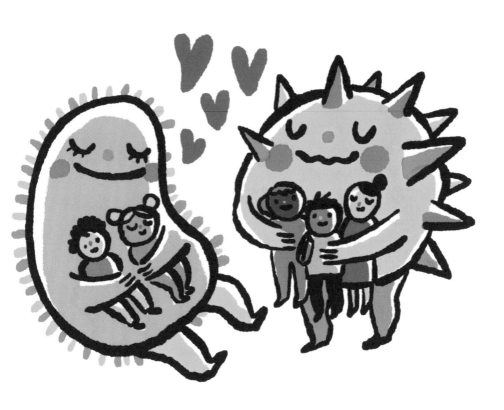

Cada persona tiene una combinación única de microorganismos viviendo en ella, y dejando rastros tras de sí. A donde sea que vayamos, una nube de microbiota personal nos rodea, por lo que ésta se podría convertir en un nuevo tipo de evidencia para resolver crímenes. La microbiota que tenemos en las manos, la cara, o incluso en cavidades interiores como la boca, la vagina y el ano, podría servir en un futuro para identificar personas a partir de esta nueva "huella digital", ya que, aunque no queramos y a pesar de traer ropa, invariablemente embarramos algo de estos microorganismos a nuestro paso. Parece que todavía falta tiempo para que realmente pueda usarse como evidencia forense, pues la composición del microbioma cambia constantemente (por ejemplo, con la dieta o ante el efecto de ciertos medicamentos), pero se perfila como una herramienta prometedora: en algunos estudios se ha logrado identificar personas hasta con 80% de precisión a partir de esa nube invisible.

varios factores, entre ellos su dieta, si ha tomado antibióticos, dónde ha vivido, o si fue amamantado.

A pesar de estar literalmente envueltos y rellenos de bacterias (en nuestro cuerpo hay 10 veces más células de bacterias que células humanas), fue hasta hace relativamente poco cuando comenzamos a entender todos los procesos en los que están involucradas y su importancia. Y mucho de lo que hemos aprendido últimamente viene de un proceso tan escatológico como prometedor: el trasplante fecal.

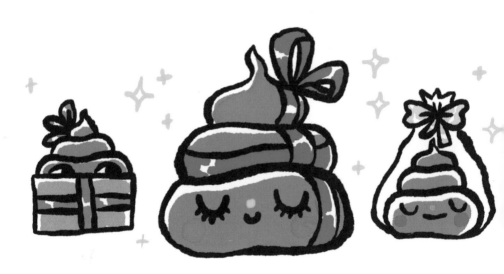

Los trasplantes fecales

No hay una forma bonita de decir esto: los trasplantes fecales son, tal cual, lo que te estás imaginando. Este tratamiento básicamente consiste en introducir en un individuo una muestra fecal de otro. ¿Y para qué se querría hacer semejante cosa?

Por lo general, la muestra proviene de un individuo sano, y el que lo recibe es uno enfermo. Los resultados que esto ha tenido en diversas afecciones son sorprendentes.

Tal vez no lo sepas, pero en el mundo hay muchas personas que sufren diarreas violentas y constantes, causadas por una bacteria llamada *Clostridium difficile*. Y si lo sabes porque eres una de esas personas, nuestras más sentidas condolencias. Lo peor de esta infección es que es muy difícil de combatir, y por lo tanto las diarreas son recurrentes. Mucha de la culpa de que esta bacteria sea dura de matar es nuestra.

En un gran ejemplo de cómo la humanidad es experta en cavar su propia tumba: nuestra mayor herramienta contra el contagio bacteriano, los antibióticos, nos ha traído como consecuencia a las cepas de bacterias más peligrosas para nuestra especie, que se han hecho resistentes a este tipo de medicamentos.

Estas bacterias súper resistentes a antibióticos abundan en los hospitales, lugares donde comúnmente se encuentra la *Clostridium difficile*. Esta bacteria del mal se aloja en el intestino, donde libera toxinas que causan la diarrea. Su contagio y proliferación se asocian no solamente con las visitas al hospital, sino con el uso de antibióticos. Como estos medicamentos matan bacterias no sólo de las malas sino también de las buenas, *Clostridium* aprovecha el ambiente libre de competencia que resulta de un tratamiento con antibióticos y comienza a sobrepoblar el intestino.

Y aquí es donde entra lo escatológico, porque hablar de diarreas recurrentes y violentas no es suficiente.

Tratando de encontrar un remedio para este mal, unos investigadores pusieron máscara contra cabellera a los antibióticos y el trasplante fecal, a ver a quién le iba mejor combatiendo a *Clostridium*. Ganó apabullantemente el trasplante. Del total de personas voluntarias que se trataron con antibióticos, sólo

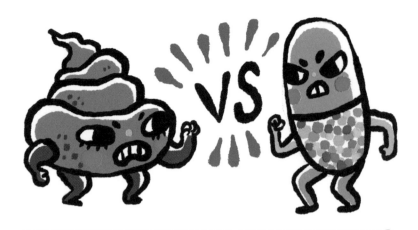

FUN FACT ▸ Resistencia a antibióticos

Recuerda todas las veces en tu vida que has tomado antibióticos.
Seguramente no las puedes ni contar, ya que estos medicamentos son una
de las opciones favoritas para cualquier enfermedad, la curen o no.
Aproximadamente 30% de los antibióticos que se recetan no son pertinentes para lo
que tiene el paciente, lo que sumado al mal uso que las personas les dan (no seguir
el tratamiento completo, consumir antibióticos de mala calidad, saltarse dosis,
etcétera), resulta en que la mitad de los tratamientos de antibióticos
no funcionan contra la enfermedad. De hecho, todo lo contrario.
La resistencia a los antibióticos es un gran problema de salud pública a nivel
mundial. Es una característica que desarrollan las bacterias (no las personas,
como suele pensarse) que les permite sobrevivir a los antibióticos. Ocurre por
un proceso evolutivo: cuando una población de bacterias se encuentra con un
antibiótico, algunas morirán, pero habrá otras cuyas variaciones naturales les
permitirán sobrevivir, así que pasarán sus características a su descendencia,
que a su vez infectará a más personas. De esta manera, la resistencia a los
antibióticos comienza a proliferar en la naturaleza, de modo que hoy no hay un
país en el mundo donde este fenómeno no exista, ni hay antibiótico alguno al cual
no se le haya encontrado resistencia en algunas bacterias. El uso incorrecto
e indiscriminado de antibióticos fomenta que este fenómeno aumente.
Si bien es probable que la mitad de las veces que tomaste antibióticos no haya
sido necesario, la otra mitad sí lo fue. Por esta razón la resistencia a ellos es un
problemón: nos enfrentamos a un futuro donde muchas condiciones, desde heridas
hasta operaciones, pasando por partos, caries, diarreas y catarros,
podrían ser mortales.

27% dejó de tener diarrea. En contraste, 94% de la gente que recibió un trasplante fecal se libró de la infección.

El procedimiento al que esta gente se sometió fue que entrara por su nariz una mezcla de solución salina y materia fecal. Esto no es tan horrible como parece, pues la mezcla entró a través de un tubo que llegaba directamente al intestino. Suena mal, lo sabemos, pero en realidad nadie olió nada.

Los trasplantes fecales funcionan porque inician una repoblación "buena onda" de los intestinos. No se trata únicamente de meter ciertas bacterias benéficas, como hace el producto lácteo noventero. Los trasplantes fecales tienen una combinación de miles de bichos diferentes que se sabe que en conjunto trabajan bien (ya que vienen directamente del intestino de alguien que está sano). En otras palabras, reemplazan un microbioma dañino o enfermo por uno sano.

Las diarreas y enfermedades gastrointestinales son un ejemplo, más o menos previsible, de lo que un desajuste en el microbioma puede hacernos. Pero las consecuencias de lo que ocurre en nuestras entrañas van mucho más lejos.

La dieta del microbioma

"¿Quieres perder peso y ningún régimen te funciona? ¿Estás cansado de intentar sin éxito con la dieta de la zona, la de la piña y hasta con la de Madonna? ¡No sufras más! La dieta del microbioma te ayudará a tener el cuerpo que quieres sin dejar de comer lo que más te gusta, sin tener que controlar las cantidades de lo que ingieres, y lo mejor: ¡dejando todo el esfuerzo a los microorganismos que habitan en ti! Llama ahora para obtener tu manual y recibe gratis un peluche de bacteria."

Como pasa con cualquier infomercial, eso que acabas de leer no es del todo cierto. De hecho, como en cualquier otro infomercial, casi nada es verdad, excepto que el microbioma sí guarda una relación importante con el sobrepeso y la obesidad.

Esta relación es muy compleja y apenas se está comenzando a entender. Se sabe que las bacterias del intestino alteran la forma en que el cuerpo guarda la grasa, el balance de los niveles de glucosa en la sangre, cómo metabolizamos diferentes azúcares, y la respuesta a hormonas que nos avisan si seguimos comiendo o si ya nos llenamos. Todo eso juega un papel primordial en mantener un peso saludable. Pero la evidencia más contundente que se podría tener para vender nuestra "dieta del microbioma" viene de la observación de pares de gemelos y de experimentos con trasplantes fecales.

Los gemelos son genéticamente idénticos. Tienen exactamente el mismo ADN, por lo que las diferencias que puedan existir entre ellos se deben a otras cosas que no están en los genes. Una de estas diferencias es el peso. Al analizar los microbiomas de pares de gemelos donde uno es delgado y el otro tiene sobrepeso, se observa casi siempre el mismo patrón: el microbioma del delgado es mucho más diverso que el del otro gemelo.

Esto llevó a que se plantearan experimentos para comprobar las sospechas de que el microbioma puede predisponer o determinar la obesidad.

Unos lindos, tiernos y estériles ratoncitos (estériles no porque no puedan tener hijos, sino porque no tienen ni rastro de microorganismos en su cuerpo) son los animales favoritos para hacer experimentos con el microbioma. En uno de estos experimentos, a un grupo de ratones le trasplantaron una muestra de microbioma intestinal de un gemelo delgado, y a otro grupo de ratones el del gemelo con sobrepeso. Después dejaron a ambos grupos vivir en condiciones iguales, comiendo exactamente lo mismo y teniendo la misma actividad física promedio de cualquier ratón enjaulado.

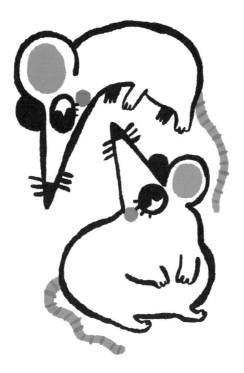

¡Los resultados fueron sorprendentes! (Nos atrevemos a usar tal frase digna de infomercial porque... pues sí, los resultados realmente fueron sorprendentes.)

Después de un tiempo, los ratones que recibieron microbioma del gemelo delgado estaban más delgados. Los otros ratones ganaron gramos y grasa corporal: habían desarrollado sobrepeso y estaban en camino hacia la obesidad.

Entonces a un genio de la asquerosidad y de la microbiología se le ocurrió poner a ambos grupos de ratones en la misma jaula. Ahí, los ratoncitos hicieron sus cosas de ratoncitos, que incluyen comer la caca de sus amigos. Esa dieta resultó ser mejor que la Atkins o cualquiera que se conozca, pues después de esto los ratones con sobrepeso comenzaron a perder grasa y se volvieron delgados. Este particular, y un tanto repugnante, comportamiento alimenticio de los ratones podría considerarse como una forma de trasplante fecal, y el motivo de que esta "dieta" funcionara.

Así que ahora sí: ¡llame ya para obtener su manual de la dieta del microbioma...!

O no. Todas las relaciones que tiene el microbioma con nuestra salud son en realidad interacciones complejas que no van solamente en una dirección.

Lo que comemos es un factor importantísimo que determina la composición del microbioma. Mucha comida chatarra (altamente procesada) y dietas altas en grasas y bajas en frutas y verduras hacen que el microbioma sea cada vez menos diverso. Y ahí no importa que te comas la caca de tus *roomies* delgados; en experimentos con ratones se ha visto que los que tienen malas dietas siguen siendo obesos a pesar de compartir jaula con otros ratones delgados.

Nuestra microbiota influye en cómo procesamos los alimentos, pero lo que comemos influye a su vez en cómo es nuestra microbiota. El que existan tantos microorganismos realizando funciones que nos afectan directamente implica que hay muchísimos genes que no son nuestros haciendo algo por nosotros. Y como esos genes pertenecen a las bacterias, pero intervienen en lo que nos ocurre, quiere decir que lo que nos pasa es mucho más flexible, complejo y modificable de lo que pensábamos.

Estas interacciones de ida y vuelta pueden incluso tener que ver no sólo con lo que ocurre en nuestras panzas, sino con lo que ocurre en nuestras mentes.

De tripas corazón

Volvamos de nuevo a los noventa. Estás en la escuela, ganando como siempre, cuando la maestra suelta el clásico: "Saquen la cartulina que les pedí". Sientes de golpe un hueco en las entrañas y te cruje la panza, pues te das cuenta de que, en la mesa de la cocina, junto a los restos del desayuno, descansa la cartulina que compraste ayer. Este jalón de pancita se debe a que lo que te sucede no sólo lo procesa el cerebro, también el estómago.

Desde hace unos años se le ha bautizado como "segundo cerebro" al sistema nervioso entérico, que son 100 millones de neuronas que van por todo el tracto digestivo, desde el esófago hasta el ano. Gran parte de las funciones de este segundo cerebro son controlar los procesos que suceden ahí, como la digestión. Pero toda esta red neuronal está conectada directamente con nuestro "primer" seso, el encargado de procesar emociones y estados de ánimo. Y entre cerebros existe mucha comunicación.

La diarrea que nos dio después de ver *Eso* traducida en el canal 5 es resultado de la comunicación de estos dos cerebros. En estos casos la cabeza percibe algo amenazante, que causa miedo, y le manda información a las entrañas, que reaccionan estrujándose, contrayéndose, o de plano dejando de funcionar correctamente.

Diferentes tipos de estrés, como la separación maternal, el hacinamiento, el calor o el ruido afectan al microbioma intestinal, al menos en los ratones. Algunas hormonas que se producen durante estas situaciones afectan al crecimiento bacteriano o directamente dañan el recubrimiento del intestino, lo que ocasiona trastornos en el sistema digestivo.

Esto probablemente no te sorprenda, pues estas reacciones corporales donde una emoción causa un efecto físico, sobre todo intestinal, son algo que ya conocíamos o al menos habíamos sentido. Algo menos conocido es que la comunicación ocurre también en sentido contrario. Es decir, que lo que ocurre en nuestras panzas puede hasta cierto punto influir en nuestros estados de ánimo, emociones y salud mental.

Cuando a ratones estresados se les alimenta con *Lactobacillus*, un tipo de bacteria que es un componente importante de

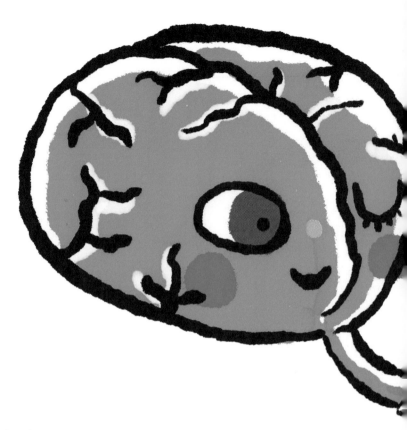

un microbioma sano, su comportamiento comienza a mejorar. Si antes se mostraban ansiosos, después del tratamiento bacteriano lucen calmados. Lo que pasa en sus tripas afecta directamente a su estado mental.

Para continuar con la investigación de esa correspondencia, unos científicos realizaron un experimento utilizando el método favorito para este tipo de investigaciones: el trasplante fecal. Ratones estériles recibieron una muestra del microbioma de personas con depresión. Después de un tiempo, los ratones desarrollaron comportamientos característicos de esta condición, como ansiedad e incapacidad de sentir placer.

Hasta ahora, el microbioma se ha relacionado con varias condiciones neurológicas y psiquiátricas como el autismo, el dolor crónico, la ansiedad y, por supuesto, la depresión. Aún no se sabe exactamente qué es lo que los bichos hacen o dejan

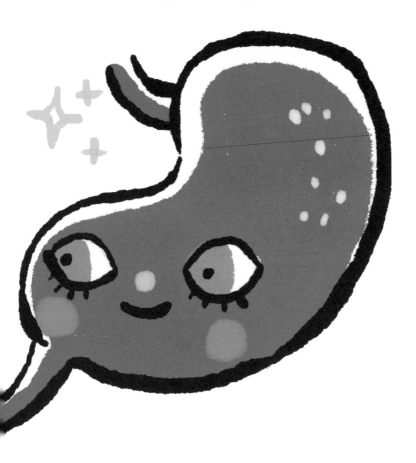

de hacer para intervenir en la salud mental, pero estamos seguros de que es algo importante. Y eso abre las puertas a que podamos entender mejor cómo nuestros estados de ánimo no dependen exclusivamente de las moléculas que produce el cerebro, sino de procesos que ocurren en nuestras entrañas, y que probablemente lleven desarrollándose desde antes de nacer.

La primera colonización

Remontémonos de nuevo al pasado, lo más atrás que nuestras vidas nos permitan: al momento de nacer. Esas mirruñas arrugadas, desdentadas, de mirada perdida y (al menos para nuestros padres) llenas de posibilidades y futuro también estaban llenas de bacterias.

Durante mucho tiempo se pensó que llegábamos a este mundo estériles como los ratones de los experimentos, que salíamos del vientre de nuestra madre puros e inocentes y sin microbioma. De lo puros e inocentes no podemos decir mucho, pero de lo limpios de bacterias sí.

Se sospecha que el microbioma comienza a formarse dentro del vientre materno, a través de la placenta. Lo que come una madre pasa a su torrente sanguíneo, y el feto, como el mejor parásito que existe, absorbe lo que necesita a través de la placenta. Este órgano deja pasar a algunas bacterias, que son las primeras colonizadoras de una persona.

En la placenta se han encontrado bacterias que ayudan a la metabolización de vitaminas y nutrientes importantes para el feto. Estas bacterias guardan mucho parecido con las que se encuentran en la boca de personas adultas, que a su vez dependen de la dieta. Lo que comen las mamás no sólo es importante por los nutrientes que pasan al embrión directamente, sino por el microbioma que cultivan en sus bocas y mandan al futuro bebé.

La colonización bacteriana continúa durante el parto, y sigue con el periodo de lactancia. A través del contacto con la piel de la madre los hijos van adquiriendo microorganismos que definirán su microbioma. Pero igual o más importante es la comida para bacterias que se encuentra en la leche materna.

La leche materna es un producto completísimo: tiene todo lo que un bebé necesita para su nutrición, y además cambia su composición conforme el bebé crece y sus necesidades cambian. Esta leche se compone principalmente de lactosa, grasas y unos azúcares complejos llamados oligosacáridos. Uno pensaría que estos azúcares, dado que son el tercer componente más abundante en la leche humana, alimentan a los bebés, pero no es así: los bebés no los pueden digerir. La leche materna causaría tremenda indigestión a nuestros cachorros si no fuera por el microbioma.

Los oligosacáridos de la leche materna pasan por el tracto digestivo de los bebés hasta el intestino grueso, donde sus incipientes colonias bacterianas están listas para digerirlos. Nuestro microbioma es tan importante que hasta la leche materna tiene la misión de alimentarlo. Las consecuencias de no hacerlo pueden ser graves.

Desde hace mucho se sabe que las personas que no fueron amamantadas son más propensas a desarrollar alergias, asma, obesidad y eccema, entre otras cosas. Probablemente tenga algo que ver con el microbioma que se comenzó a formar desde bebés, pues varias de estas condiciones apuntan a cómo reacciona el sistema inmune, con el cual el microbioma tiene una relación muy especial.

El gimnasio del sistema inmune

El sistema inmune es ese genio incomprendido que hace locuras que nadie parece entender, pero al que todo le sale bien. Sus diversos componentes forman una compleja red, que en conjunto pueden adaptarse y responder de formas sorprendentemente diversas. Gracias a esto, cuando nos enfermamos de algo "nuevo", es decir, algo que el sistema inmune no ha visto en nuestra vida, no necesariamente morimos.

Parece ser que la colonización de la microbiota durante nuestros primeros meses de vida es crucial para que el sistema inmune comience con el entrenamiento que le dará este súper poder de respuesta. De esto dependerá que nuestro cuerpo reaccione mejor a los patógenos y otros agentes dañinos.

El cuerpo de un recién nacido, al ser colonizado por bacterias que formarán su microbioma, comienza a entender que puede estar en contacto con estas formas de vida, y que la mayoría de las veces no causan problemas. Por lo tanto, el sistema inmune se calibra de manera que sólo producirá respuestas defensivas cuando realmente sean necesarias.

Pero ¿qué pasa cuando el sistema inmune no conoce suficiente microbioma al momento de su entrenamiento? Puede que responda como loco ante situaciones que no ameriten tanto escándalo.

Piensa en un golpe, un piquete, una gripa o un torzón estomacal. ¿Qué tienen en común todos estos males, además de su evidente malestar? La hinchazón. La respuesta típica del sistema inmune es la inflamación. Por eso no es casualidad que las alergias, el asma y la colitis, todas condiciones inflamatorias, estén entre las principales afecciones relacionadas con no haber sido amamantado o con el consumo de antibióticos.

Esto no significa que las malas noticias son sólo para los que no fueron amamantados. También hay malas noticias para los que sí. El entrenamiento del sistema inmune por el microbioma dura toda la vida, así que, si bien su primer encuentro es crucial, durante el resto de nuestros días corremos el riesgo de echar a perder su relación.

Las bacterias buenas del microbioma pueden ayudarnos a que otras bacterias patógenas no proliferen en nuestro cuerpo. Piensa en esa fiesta que organizaste con mucha ilusión, invitando a la gente más *cool* de tu escuela, y que fue recordada para siempre como la peor fiesta de la generación: *crashearon* los más mala copa y arruinaron tus anhelos de popularidad. Claro que, si hubieras sido popular desde un inicio, la fiesta habría estado llena de gente chida y los mala copa, aunque quisieran, no habrían podido ni entrar. Algo así pasa en el sistema digestivo, que en este ejemplo sería la sala de tu casa; las bacterias buenas son como tus amigos buena onda y las bacterias patógenas, los mala copa.

Ahora imagina que en esa misma fiesta los chidos son tan, pero tan buena onda, que te ayudan a reforzar tu casa para que sea antiportazos. De la misma forma, algunas bacterias fortifican la barrera intestinal, que previene que entren en la sangre toxinas y otras bacterias, al promover que ciertas células crezcan y formen tejidos protectores.

Si nunca lograste tener esa idílica fiesta llena de esa gente agradable, al menos cuida de tu microbioma y piensa que, muy dentro de ti, eres la persona más *cool* del planeta.

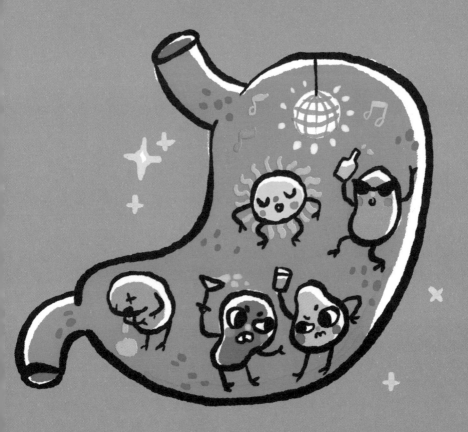

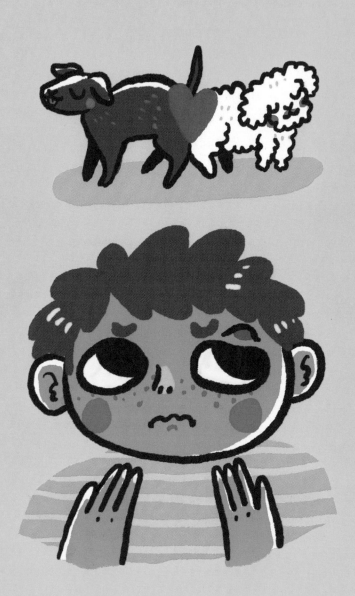

4

MITOS DEL CUERPO

Todos tuvimos ese pariente, llámese tío, abuela o vecino chismoso, que te daba los consejos de vida más *random* basados en la sabiduría popular, que en ocasiones no consiste más que en chismes milenarios y creencias sin fundamento: "¡Mijito, no hagas caras que te va a dar un aire y te vas a quedar así!", "¡Si ves a dos perritos haciendo bebés cierra los ojos o mira para otro lado, no vaya a ser que te salga una perrilla!" Es probable que, si fuiste buen sobrino, hija o nieto y le hiciste caso sin cuestionar, a manera de salto de fe, a estos consejos de vida, te hayas quedado sin hacer un montón de cosas por miedo a las consecuencias funestas que la sabiduría milenaria siempre parecía achacarles a ciertas acciones del día a día.

Para evitar que futuras generaciones vivan con miedo por ese tipo de consejos, en este capítulo exploraremos varios mitos sobre tu cuerpo que, seguramente, te permitirán vivir en paz.

Cosas del pelo: las mágicas canas

Entre los mitos favoritos sobre el cuerpo está el clásico: "Si te sale una cana, no te la vayas a arrancar, porque te salen 20", o 10, o cinco; el número cambia dependiendo de quién te dé el consejo, pero el mensaje es el mismo: si te quitas una cana, este acto transgresor en contra del pelo blanco causará una revolución capilar y surgirán muchas otras para ocupar el lugar de la heroína caída.

Otra creencia casi tan popular es el asociado con el dicho: "Me estás sacando canas verdes". El traductor tía-lector indica que este refrán se refiere a que te estás portando mal, con lo que estresas a la tía, provocando que le salgan canas. Lo de que son verdes no lo podemos explicar; el verde no es uno de los colores que suelen incluirse en la escala Pantone de las cabezas humanas.

Porque al final del día todo tiene que ver con eso: con el color. El tono del pelo es cortesía de un tipo de células llamadas melanocitos, especializadas en producir pigmentos que se incorporan a las fibras que conforman el pelo y le dan color. Estos pigmentos se llaman melaninas, y hay de dos tipos: eumelanina, de color negro y café, y feomelanina, de colores rojo y amarillo. A más eumelanina, el pelo tendrá un color más oscuro, mientras que las tonalidades rojizas, por ejemplo, se deben a un alto nivel de feomelaninas. Mientras los melanocitos estén sanos y funcionales, nuestro pelo tendrá color, pero si estas células se dañan o mueren (cosa que pasa normalmente con la edad, como ocurre con el resto de nuestras células) y no hay otras que las reemplacen: pum, canas.

Los melanocitos se encuentran en los folículos pilosos, es decir, los pequeños "poros" donde crecen los cabellos. Cada folículo tiene una pequeña reserva de células madre que pueden convertirse en melanocitos; cuando esta reserva se agota, deja

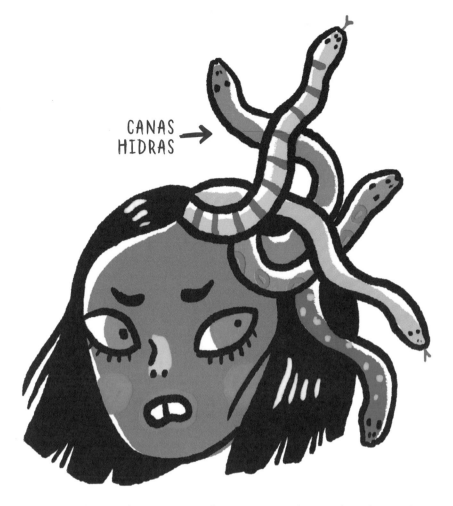

CANAS HIDRAS →

de haber melanocitos maduros que produzcan los pigmentos que colorean tu pelazzo. Y éste se pone gris, un cabello a la vez.

Esta última parte es clave para tirar a la basura el mito de la malévola reproducción de la cana arrancada. Cuando te arrancas una cana, que vive en un folículo, te saldrá otra en ese mismo lugar, ya que en ese poro no hay más melanocitos para colorear el cabello naciente. Pero quizás en el resto de los folículos los melanocitos sigan funcionando normalmente; de ser así, la cana arrancada y renacida cual ave fénix permanecerá sola, no acompañada por 10 colegas que surgieron a partir de su caída.

Ahora bien, como es probable que el resto de tus melanocitos estén envejeciendo más o menos al mismo tiempo que el que produjo esa cana inicial, quizás al momento de arrancar ésta ya había otras gestándose alrededor y por eso te da la impresión de que cuando quitaste una aparecieron milagrosamente varias otras.

"Perfecto —quizás estés pensando—. Cana que me salga, cana que me arranco. Que mueran las malditas. Al fin que no se contagia." Bueno, queremos decirte que esto no es una buena idea. Tentadora, quizás, pero ¿buena? No. Cada vez que te arrancas un pelo, sobre todo si lo haces repetidamente, el folículo en el que ese cabellito vive se va dañando, y si se daña demasiado, es posible que no te vuelva a salir pelo ahí, ni blanco ni gris ni de ningún color. Incluso puedes estar arriesgándote a contraer una infección en el área atacada, o si de plano lo haces muy compulsivamente, a que se te empiece a quedar calva la zona del arranque.

"Pero es que mi mejor amiga la Chiquis no tiene ni una cana y yo ya tengo como mil y me choca porque tenemos la misma edad y no se vale, *neta q pok*." Ok, ésta es la otra cuestión. La aparición de las canas, como muchos otros factores y características vinculadas con el envejecimiento, tiene un componente genético, y dependiendo de tu carga de genes serás más o menos canosa o canoso, más temprano o más tarde. Sin embargo, lo estándar es que alrededor de los 30 comencemos todos a tener una que otra canilla por ahí, y alrededor de los 50 años, gran parte de la gente habrá perdido el color del 50% de su pelo.

"Si es genético, ¿entonces qué onda con que la tía dice que le saco canas verdes? ¿Le puedo decir así nomás que ya *100tc cñora* porque está diciendo pura tontería?" Más o menos. Si bien no hay evidencias que vinculen la aparición de las canas con factores como dieta, estilo de vida y, sobre todo, estrés del normalito del día a día, sí existen ciertas condiciones que fomentan su aparición. Por ejemplo, el funcionamiento de nuestro sistema inmune. Una investigación reciente mostró que es posible que, al activarse las defensas del cuerpo como respuesta a una infección, aparezcan canas en el paciente. Esto se debe a que una proteína llamada MITF, que controla muchas de las funciones de los melanocitos incluyendo la producción de pigmentos, también está relacionada con nuestras defensas y con la respuesta de los melanocitos a una amenaza. Particularmente, limitando la actividad de ciertos genes que controlan la respuesta inmune ante un virus. Esto nos sugiere que los genes que controlan la pigmentación del pelo también están involucrados con el funcionamiento de nuestro sistema inmune. Quizás tu tía no sufría por el estrés de verte, sino que había estado expuesta a un patógeno y sus canas fueron resultado del esfuerzo que hizo su cuerpo para eliminarlo.

Cosas de los ojos: cómo nos los arruinamos

Los parientes no sólo se preocupan por mantener tu cabeza colorida, sino también por que tus ojos, esas ventanas al alma, estén siempre sanos y funcionales. Y para ello tienes que dejar de hacer todas esas irresponsabilidades que haces todos los días:

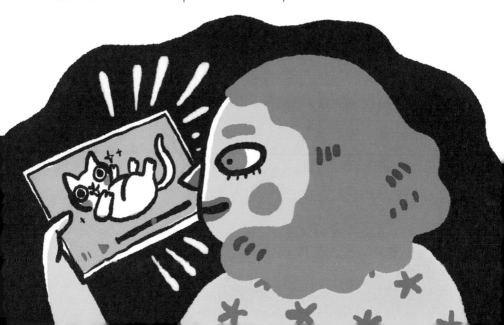

"Mijito, no te sientes tan cerca de la tele, que te vas a quedar ciego" y "Prende la luz, que estás leyendo en la penumbra y te vas a quedar ciego".

Pues eso de la ceguera autoprovocada es tan mito como lo de las canas multiplicadoras.

Para empezar, sobre el tema de la tele: entre los múltiples estudios que se han hecho para averiguar qué tanto daño le hace este aparato a nuestra visión, no hay evidencia alguna que indique que es mala para la vista. Lo peor que te puede pasar es que te claves tanto con ese episodio de *Black Mirror* que se te olvide parpadear, lo que hará que tus ojos se cansen y se resequen, causándote molestias. La solución: parpadea, tómate un descansito entre capítulo y capítulo y ten en el buró unas gotas humectantes; probablemente con eso te sientas como nuevo aun después de terminar tu maratón de la última temporada.

Con respecto a la luz bajita y la lectura, antes que nada, felicidades por ser de esas personas que todavía leen (prueba de ello es que tienes este libro en tus manos). Después, quédate tranquilo. No hay evidencia de que leer con poca luz cause daño permanente, ni siquiera serio; sin embargo, sí causa efectos negativos temporales porque tus ojos también se cansan al hacer esta actividad en la penumbra. Digamos que son molestias que te puedes evitar consiguiendo una buena lamparita de lectura.

Cosas de las vías respiratorias: la gripa y el frío

Probablemente todos hemos escuchado la advertencia/prohibición directa de que si salimos cuando hace frío o bien sin abrigarnos nos va a dar gripa. Bueno, sí y no. Esta creencia popular tiene cierta carga de verdad, y te vamos a explicar por qué.

La gripa no es causada por el frío, es causada por un virus. Y este virus entra a tu cuerpo a través del contacto con un enfermo o sus secreciones. Si tu sistema inmune no está en condiciones óptimas, a la entrada del virus le sigue la enfermedad, y ésta no se quita con antibióticos, porque los antibióticos matan bacterias y no virus. Esto último no tiene tanto que ver con el mito que estamos tratando de resolver en este apartado, pero es importante que lo sepas para que no te automediques a lo tonto. Es más, nunca te automediques. Mejor consulta a tu médico.

Ahora bien, sí hay una relación entre el descenso de las temperaturas y el aumento en el contagio con el virus de la gripa. Esto parece deberse a varias razones.

Con el frío puede haber una disminución de la humedad. Por ejemplo, cuando prendemos la calefacción dentro de las casas o los coches, esto reseca nuestras mucosas, ojos y pulmones, y nos hace más sensibles a la entrada y proliferación del virus.

Los virus que causan la gripa pueden sobrevivir más tiempo y replicarse más rápidamente en temperaturas más bajas, entonces hay más probabilidad de que nos crucemos con ellos.

Cuando hace frío solemos pasar más tiempo en el interior, huyendo de la intemperie, junto con muchas otras personas que están haciendo eso mismo, en espacios generalmente reducidos. Y si una de ellas tiene gripa... ¡Fiesta de contagio!

Para acabarla de amolar, recientemente se descubrió que algunas funciones del sistema inmune tienden a ser menos eficientes cuando se dan en temperaturas bajas, y esto probablemente favorece la infección.

¿Entonces? Si tu abuelita te dice que no salgas desabrigado, hazle caso: puede serte de provecho. Pero si te insiste en que para evitar el peligro lo mejor que puedes hacer es acompañarla a esa horrorosa reunión familiar con todos los parientes de la tercera edad congregados en la sala de estar, evítalo a toda costa.

Cosas que parecen contraintuitivas: bebidas calientes pa'l calor

Y ya que hablamos de temperatura, este mito es uno de nuestros favoritos. Nunca falta un listillo de esos que creen que se las saben de todas todas y que van por la vida dando consejos que nadie pidió, quien, al verte muerto de calor en un día hirviente, de esos que te hacen sentir como en trompo de rosticería, te suelta el cliché de "Pfff, sufres porque quieres. El calor se te quita en corto si te tomas algo caliente". Bien a bien no te sabrá explicar por qué tiene esa creencia, pero la defiende como si estuviera defendiendo la soberanía nacional. "Es sabiduría popular."

¿Qué dice la ciencia? Que sí, sí te puede alivianar beber algo caliente en un día caluroso, pero sólo bajo ciertas circunstancias. La explicación es relativamente simple: cuando bebes algo muy caliente, aumenta la cantidad de sudor que produces. Por si no te lo habíamos contado, el sudor es un fluido producido por las glándulas sudoríparas de tu cuerpecito que tiene la función de ayudarte a regular tu temperatura corporal. Cuando el sudor se evapora de tu piel, te refresca, gracias a un proceso llamado "refrigeración evaporativa".

Guat? Te explicamos: la evaporación ocurre cuando algunas moléculas de agua, por ejemplo, escapan del estado líquido y pasan al estado gaseoso al adquirir la energía suficiente para romper la tensión superficial. Debido a que la energía cinética (la que un cuerpo posee debido a su movimiento) de una molécula es proporcional a su temperatura, la evaporación ocurre más rápido conforme sube la temperatura. El enfriamiento ocurre porque las moléculas que tienen más energía cinética tienden a escaparse primero del líquido. Las moléculas que quedan tienen menos energía cinética en promedio y esto hace que la temperatura del líquido restante disminuya. *Voilá!* Refrigeración evaporativa. Gracias a ella, la evaporación del sudor refresca el cuerpo humano. Cuando el sudor se evapora, transfiere el calor del cuerpo al aire.

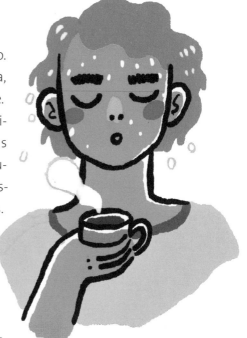

Entonces, si aumenta la cantidad de sudor que escurre por tus axilas y tu zona del bigote a causa de la bebida, te deberías refrescar más, ¿cierto? Más o menos. Si todo el sudor extra que produjiste no se evapora, la refrigeración evaporativa no ocurrirá y todo ese calor se quedará ahí contigo. Esto pasará, por ejemplo, si ya estabas sudando antes de tomarte ese tecito: el sudor extra producido a raíz de su ingestión probablemente no tendrá tiempo de evaporarse, sino que simplemente escurrirá hasta llegar al piso, haciéndote sentir pegajoso e incómodo, y para nada más fresco. Esto pasa también si el calor que te atormenta es húmedo, que de entrada suele hacerte sudar más. La tasa a la que el sudor se evapora depende de la cantidad de agua que ya está en el aire. Si hay poca humedad, el sudor se evapora más rápidamente y nos quita el calor a mayor velocidad; si el día es húmedo y el aire ya está saturado de agua, el sudor se evapora más lentamente.

Cosas de la alberca: el ojo rojo y el calambre mortal

Calor. Verano. Época gloriosa de libertad infantil, con alta probabilidad de una alberca en el horizonte. Si bien esto para ti parece sólo deletrear "D-I-V-E-R-S-I-Ó-N", hay una horda a tu alrededor que difiere: según tu tío, tus papás, la vecina y la

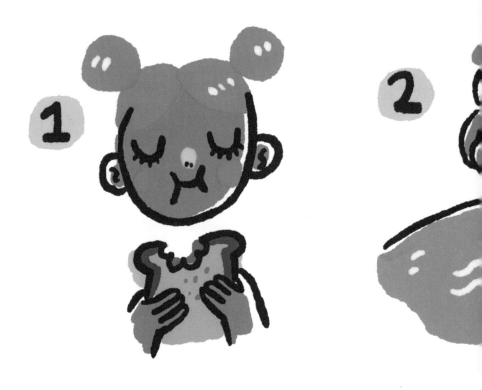

sabiduría popular, todos al mismo tiempo, en realidad "alberca" se escribe "P-E-L-I-G-R-O".

Primero, porque cuando acabas de comer y te metes a nadar te va a dar un calambre y te vas a ahogar; y, segundo, si lograste sobrevivir, pero osaste abrir los ojos bajo el agua, estos se pondrán rojo carmín y te darán comezón durante horas a causa del cloro que tiene cualquier alberca que se respete.

En nuestros tiempos decían que había que esperar dos horas después de comer antes de poder nadar. Dos malditas horas. En la infancia, y sobre todo en el verano de diversión con una alberca enfrente, eso es una eternidad. Nos decían que después de comer toda la sangre del cuerpo se iba al estómago a trabajar en la digestión, dejando a nuestros pobres músculos sin suministro de oxígeno, *ergo*: calambre y muerte. Y tenía

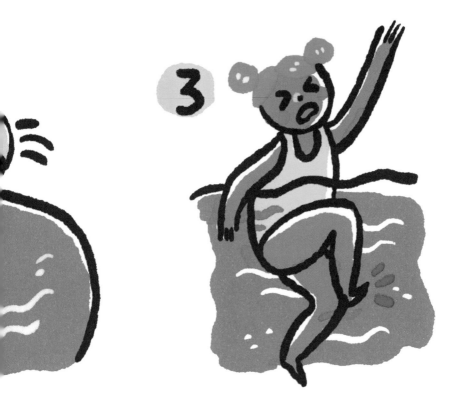

sentido ser un poquito paciente con tal de no sufrir un desenlace tan terrible: ahogadas por consumo de sándwich de atún e impaciencia.

Ahora bien, es cierto que parte de nuestra sangre se va al estómago para que podamos digerir, pero no la suficiente como para privar a otras partes de nuestro cuerpo de flujo sanguíneo. Y los calambres suelen ser producto de un conjunto de causas, que incluyen fatiga neurológica y deshidratación, no de que la sangre se vaya a tu estómago. Lo peor que te puede pasar si después de comer haces ejercicio vigoroso (que, por cierto, no corresponde al chapoteo casual de niños en las albercas) es que te den náuseas o agruras. Así que quizá vomites en la alberca, lo que probablemente te convierta en el hazmerreír de todos tus amiguitos de verano.

Por lo mismo, vale la pena esperarse una media horita, o bien meterse luego luego, pero a flotar como ballena encallada, nada de romper récords de velocidad en el agua.

Lo de los ojos rojos no lo podemos desmentir: si abres los ojos en la alberca, sobre todo en una que haya sido visitada por varios niños antes que tú, es muy probable que se te pongan rojos y te piquen. Sin embargo, esto no es sólo culpa del cloro. La verdadera culpa la tiene… ¡¡la pipí!! Y bueno, también el sudor, ambos en combinación con el cloro.

Pero ¿por qué tiene cloro la alberca? ¡Si nos hace oler a farmacia y nos deja tieso y feo el pelo! Pues porque el cloro la mantiene relativamente libre de bacterias que podrían enfermar a los nadadores. Esta sustancia es un muy buen bactericida, aun cuando no tenemos absolutamente claro por qué. Lo que se piensa es que perturba las membranas de las células bacterianas y esto hace que, por decirlo de una forma coloquial, se les salga el relleno: pierden muchos de los componentes necesarios para realizar sus funciones y no logran sobrevivir. Además, el cloro, al perturbar esta membrana, también logra entrar en las células bacterianas y ahí dentro interactúa con ciertas proteínas necesarias para la supervivencia de estos microorganismos, impidiendo que realicen sus funciones. Muerte y destrucción al por mayor.

Ahora bien. Piensa en cuántos niños sudorosos entran en una alberca de hotel grande en un día promedio. Podemos asegurar que un gran porcentaje de ellos se hará pipí en el agua. El cloro funciona uniéndose a todas esas cosas que flotan en el agua, no sólo bacterias, sino también al sudor y a la orina. Y esta unión genera compuestos químicos irritantes que son sumamente molestos cuando entran en contacto con los ojos.

FUN FACT

▶ **El líquido morado de las albercas**

Entendiendo que los niños se hacen pipí en la alberca sí o sí, aun si no sabían que éste es el culpable del ojo rojo veraniego de la infancia, los papás nos amenazaban con una sustancia química misteriosa que supuestamente se le añadía al agua de la alberca y que, al reaccionar con la pipí que salía de entre tus piernas, lo coloreaba de morado, exponiéndote a una insuperable humillación pública. Queremos aclarar esto aquí y ahora: NO existe tal sustancia química. Incluso si se lograra crear algo que al unirse con la orina la pintara de rojo o morado, como dice la leyenda urbana, sería realmente complicado lograr que detecte sólo orina y no reaccione a los montones de compuestos orgánicos que dejamos flotando en el agua cuando nos metemos a nadar.

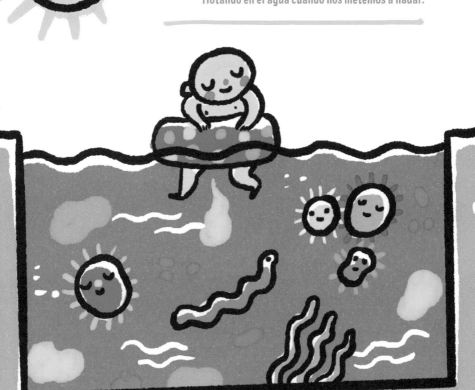

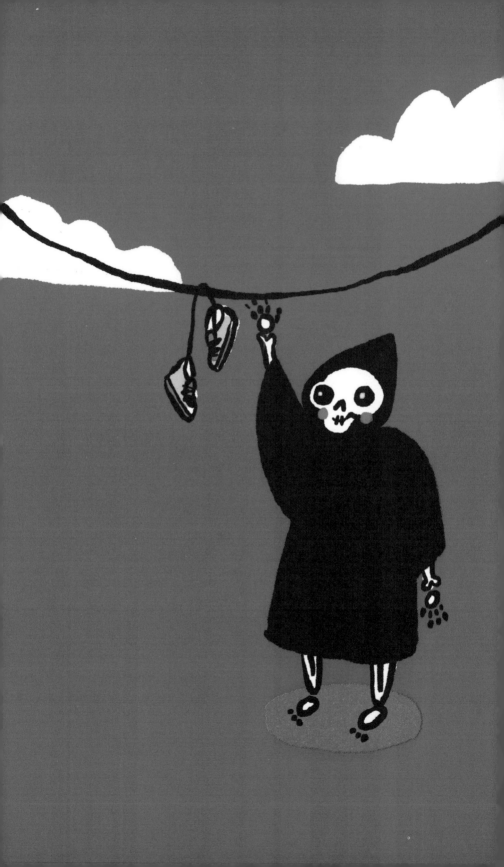

5

LA CALACA

Algunos le dicen la flaca, otros se refieren
a ella como chupar faros o colgar los tenis.
Tenemos muchos apodos y eufemismos
para referirnos a la muerte. Menos mal,
pues una definición clara de ésta
es lo que nos falta.

EN TÉRMINOS PRÁCTICOS, pero poco precisos, la muerte es cuando terminan todas las funciones biológicas que mantienen vivo a un organismo. Esto es claro cuando realmente ya están todas esas funciones apagadas, es decir, cuando una persona lleva muerta cierto tiempo: la descomposición ha comenzado y no hay duda de que la vida se fue del cuerpo. La cosa es que esto no ocurre así nomás, de un momento a otro.

Pensamos en la muerte como un evento, cuando en realidad es un proceso. No pasamos de un segundo a otro de la vida a la muerte, sino que tiene que ocurrir una serie de cosas para que de plano estemos oficialmente muertos. E incluso así, en el "oficialmente muertos" hay veces en que colgar los tenis puede resultar reversible.

Hasta hace unas décadas, la muerte "oficial" era declarada como en los dramas telenovelescos médicos: cuando un pitido continuo marca el cese del ritmo cardiaco y respiratorio. Esta muerte se conoce como clínica y era suficiente para declarar la muerte legal, hasta que comenzaron a aparecer casos de resucitación.

No es que el mundo se haya convertido en territorio zombi, o que la humanidad súbitamente haya adquirido los poderes de Jesucristo. Lo que sucedió es que emergieron tecnologías médicas que permiten restablecer el ritmo cardiaco y respiratorio después de haber parado. Esto, en términos totalmente literales y legales, significa que se hizo posible regresar de la muerte, incluso después de horas de haber dejado de respirar y de tener circulación.

El único problema con esto es que, con tanta resucitación, la definición de muerte dejó de tener mucho sentido. Se decidió entonces cambiar la definición de muerte legal al momento de la muerte cerebral, que es cuando se detiene de manera irreparable toda la actividad eléctrica en este órgano y por lo tanto cesan todas las funciones, incluidas las más basales, como la de respirar.

Cuando hay falta de oxígeno, el primer órgano en dejar de funcionar es el cerebro, pues requiere de muchísima energía. Pero no deja de funcionar del todo de un trancazo, sino que comienza a apagarse parte por parte, siendo las últimas en fallar las que controlan el ritmo cardiaco y respiratorio. Entonces hay muerte cerebral. Pero si te conectan a tiempo a un respirador en un hospital, técnicamente y con ayuda de estas máquinas el cuerpo puede seguir respirando. Esto significa que uno puede estar legalmente muerto (con muerte cerebral) y al mismo tiempo, con ayuda de algunos aparatos y asistencia, respirando y con funciones vitales. Suena aberrante, pero así es la vida, o más bien, la muerte.

Hemos vivido acostumbrados a pensar que la muerte es algo definitivo, pero en la actualidad y bajo ciertas circunstancias la muerte puede ser temporal. Y si es temporal, entonces hay gente que ha estado del otro lado y regresado al más acá. Muchas de esas personas han visto la luz.

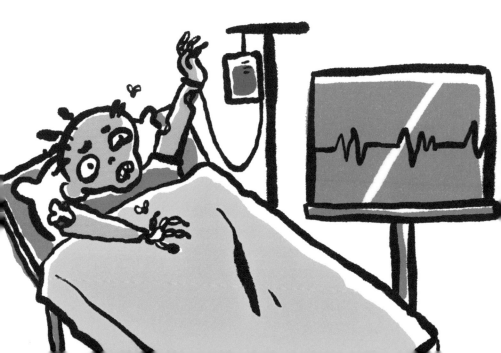

La luz al final del túnel

En el preciso momento en el que estás leyendo esto, alguien en el mundo está teniendo un paro cardiaco. Su corazón y su respiración se han detenido, y, con suerte, hay personas tratando de ayudarle. Puede ser con golpes en el pecho, dándole respiración de boca a boca o usando cosas un poquito más aparatosas como un desfibrilador, que administra una descarga eléctrica al corazón. Con aún más suerte, estos esfuerzos no serán en vano, y la sangre de esta persona comenzará a bombear de nuevo. Tendremos un resucitado más en el planeta.

Aproximadamente 20% de la gente que sobrevive a un ataque cardiaco reporta haber tenido alguna experiencia durante esos momentos en que, al menos en términos clínicos, estaban muertas.

Entre lo reportado, frecuentemente mencionan que ven una luz (¡*La* luz!), a familiares, animales o plantas; que sienten miedo seguido de paz y calma, y en algunas ocasiones tienen recuerdos auditivos y visuales de eventos que ocurrieron durante el periodo de resucitación, por ejemplo, lo que decían las personas a su alrededor. Lo raro de esto, así sean recuerdos o alucinaciones, es que, sin funciones vitales como la respiración y el ritmo cardiaco, en teoría se pierde la consciencia, y una persona sin consciencia no podría tener ningún tipo de experiencia cognitiva.

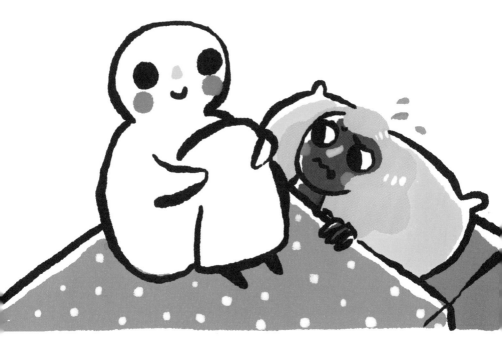

¿Qué está pasando aquí? Existen varias explicaciones.

Una posibilidad es que en realidad sean puras y llanas confusiones, como cuando crees que se te sube el muerto. En términos científicos, estas experiencias se llaman intrusiones de REM, y no porque su soundtrack haya sido compuesto por la banda liderada por Michael Stipe. El REM, o en español MOR (sueño de movimientos oculares rápidos) es una fase del sueño donde tenemos sueños vívidos. Generalmente ocurre durante intervalos cuando estamos dormidos, pero algunas personas pueden entrar en MOR cuando el cerebro inesperadamente pasa de estar dormido a estar despierto o viceversa.

Estas situaciones en donde la mente no distingue si está dormida o despierta son, obviamente, muy confusas. Cuando las intrusiones de MOR suceden al pasar del sueño a la vigilia, lo que típicamente ocurre es que la mente está consciente, pero el cuerpo aún no, así que se tienen sensaciones de desprendimiento corporal, que pueden ser interpretadas como que hay una presencia que te impide moverte (comúnmente conocida como "que se te suba el muerto"), o que estás flotando por encima de tu cuerpo.

Según esto, en las experiencias cercanas a la muerte el cerebro entraría repentinamente en un estado de sueño (o más bien, de muerte) debido a un evento corporal muy traumático, como un paro cardiaco. El cerebro entonces reconstruiría la experiencia de una forma particular, inventando un recuerdo sobre lo que ocurrió durante los momentos de inconsciencia, cuando en realidad sería un autoengaño creado para que lo sucedido tenga algo de sentido.

Bajo esta explicación, las experiencias cercanas a la muerte serían una ilusión. Pero también existe la posibilidad de que estas experiencias sean reales, o al menos tan reales como el amor.

¿Qué tienen en común la muerte y el amor?

Después de la muerte clínica se ha observado que en los cerebros de las ratas hay un disparo de actividad, incluso mayor que cuando las ratas estaban vivitas y coleando. Las ondas cerebrales comienzan a sincronizarse de forma impresionante después del paro cardiaco. No se sabe por qué pasa esto, pero la actividad cerebral es parecida a la que ocurre en personas que meditan, una actividad relacionada con una alta consciencia y alerta. Esto podría justificar, al menos parcialmente, que algunas personas efectivamente estén de alguna forma conscientes durante la muerte.

Además de las ondas, una cascada de señales químicas se dispara en el cerebro cuando cae el ritmo cardiaco. Entre las moléculas que más fluyen en este momento están la dopamina y la adrenalina. La primera produce placer, y la segunda, alerta, lo cual explicaría por qué algunas personas sienten paz y otras se sienten despiertas durante estos momentos.

Entonces, si las experiencias cercanas a la muerte son causadas por neurotransmisores y ondas en el cerebro, lo que podríamos llamar una alucinación, ¿significa eso que no son reales?

Piensa en la última vez que te enamoraste. Las mariposas en el estómago, la ansiedad, las caras (y acciones) de baboso, todos los "amiga-date-cuenta" que ignoraste, y un largo etcétera. Todo eso estuvo mediado por químicos neurotransmisores (como se puede ver en el capítulo 12). ¿Eso lo convirtió en una alucinación? Puede que, una vez superado el amor, y si la suerte no fue tan buena, en el despecho pienses que sí, que todo fue una ilusión y que, como dijo Selena, "Si una vez dije que te amaba, no sé en lo que pensé, estaba loca". Pero, como sociedad, no pensamos que el amor sea una alucinación.

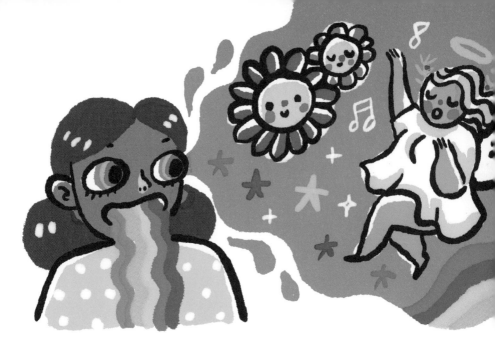

Ciertas experiencias mediadas por neurotransmisores son más fáciles de aceptar como reales que otras. Pocas personas dirían que las experiencias cercanas a la muerte realmente ocurrieron, pero si le preguntamos a quienes las tuvieron, con seguridad afirmarían que sí pasaron. Algo similar a lo que dirían las personas después de un viaje de ayahuasca.

El DMT y la muerte

"Primero vomitábamos, después vi una luz, sentí una paz y amor inigualables, y ahí comprendí todo" es más o menos el resumen de un viaje de ayahuasca, un brebaje proveniente del Amazonas que se prepara con varias plantas. La molécula responsable del estado alterado es la N-N-Dimetiltriptamina, mejor conocida como DMT. Esta molécula es un alucinógeno endógeno, lo cual quiere decir, por un lado, que causa alucinaciones, y por otro, que lo produce nuestro propio cuerpo. También lo producen las plantas y básicamente todos los animales.

Hay receptores de DMT por todo el cuerpo humano, o sea que en todos lados tiene alguna función fisiológica, aunque ésta ha sido un tanto elusiva. Se ha encontrado DMT en la orina,

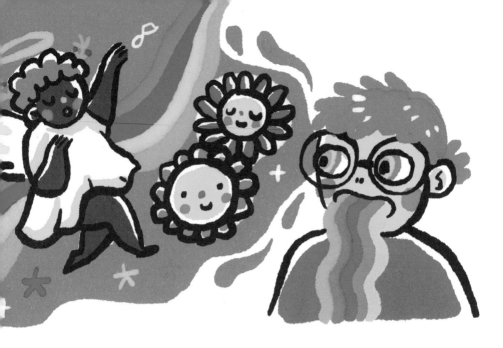

pero sobre todo en heces fecales, por lo que algunas personas piensan que tiene que ver con la digestión. Sin embargo, lo que pasa en el intestino tiene que ver no nada más con la caquita, sino con cómo nos sentimos.

Los viajes de DMT suelen describirse como experiencias muy intensas, en las que se reporta estar en otros mundos o con otros seres (sí, estamos hablando de extraterrestres y ángeles en un libro de ciencia, sí). Quienes las han probado afirman que también se observan luces y formas geométricas, y que se tiene una sensación de tranquilidad y unión con el universo. Lo que, chairamente, se define como una experiencia transformadora de vida.

Hay grandes similitudes entre los viajes de DMT y los de ida y vuelta al más allá (y también con los viajes a naves extraterrestres). El encuentro con seres (ya sean familiares, ángeles, seres de luz o *aliens*), la impresión de salir del propio cuerpo, ver una luz, momentos de mucho miedo seguidos de mucha paz, y en general una sensación mística. Son estas coincidencias las que han llevado a postular que la experiencia cercana a la muerte es, en realidad, un viajezote de DMT patrocinado por el propio cuerpo.

Hay otras cosas que apuntan a que el DMT tiene algo que ver con la muerte, o la casi-muerte. En ratas se ha visto que, en condiciones de poco oxígeno en el cerebro, el DMT ejerce una actividad protectora sobre las neuronas, lo cual aumenta su sobrevivencia en estas condiciones de estrés y evita el daño cerebral. Estas situaciones son muy similares a un paro cardiaco, donde precisamente lo que ocurre es que falta oxígeno en el cerebro.

Todo esto parece comprobar el mito urbano de que cuando uno muere se produce mucho DMT. Pero no hay ningún estudio científico que avale eso, y aunque hay coincidencias con lo que pasa al consumir DMT y en las experiencias cercanas a la muerte, también hay muchas cosas que no se comparten. De hecho, hay más diferencias que similitudes. Lo más probable es que las experiencias cercanas a la muerte, de ser procesos fisiológicos, estén mediadas por muchos neurotransmisores, de los cuales el DMT es solamente uno.

Como sea, parece que morirse no está tan mal, o al menos no peor que tomar ayahuasca. Además, si lo piensas bien, una vez muerto, poco importa lo que suceda.

La desintegración

La muerte no es algo que ocurra de repente, sino que va pasando. Decir que "vivir es morir lentamente" es, además de probatorio de una adolescencia emo, científicamente correcto. La muerte fisiológica es un proceso durante el cual las funciones se envejecen, se deterioran y, finalmente, se apagan. Si bien la línea entre la vida y la muerte no es tan clara, una vez cruzada esa raya, a los tres días, como el arrimado, empezamos a apestar.

Cada minuto en el mundo hay cien nuevos cuerpos humanos muertos que entran en descomposición. Cien cadáveres que, segundo a segundo, se pudren un poquito más.

Cuando el cerebro deja de funcionar, las funciones que controlaba (o sea, todas) cesan con él. Se terminan además las reservas con las que funcionan las células, en particular el oxígeno y el ATP. Paso por paso, esto es lo que le ocurrirá a tu cuerpo después de morir:

Primero se acaba el oxígeno. Las neuronas dan unas cuantas patadas de ahogado, y hay un pico de actividad cerebral.

Se acaba el ATP, y con él la energía que usan todas las células. En los músculos esto implica una total relajación, incluidos los esfínteres. Saca tus propias conclusiones.

Por falta de oxígeno, las células comienzan a sucumbir, colapsan y chorrean su contenido. Esto es la base de la descomposición.

Si tu color de piel es claro, te comenzarás a poner azul cuando la sangre haya dejado de circular por más de 15 minutos (el color rosado de algunas pieles de gente viva se debe a las venas y capilares con sangre circulando).

Luego viene el famoso *rigor mortis*. Una de las moléculas que chorrean de las células musculares muertas es calcio, y éste se une a las fibras que provocan contracción muscular: la actina y la miosina. Si estuvieses vivo, el ATP liberaría estas fibras, causando el movimiento de tensión-distensión. Pero como no lo estás, te quedas así, todo tieso, hasta por dos días.

Gradualmente las fibras de actina y miosina también se descomponen, haciendo que estés blandito de nuevo.

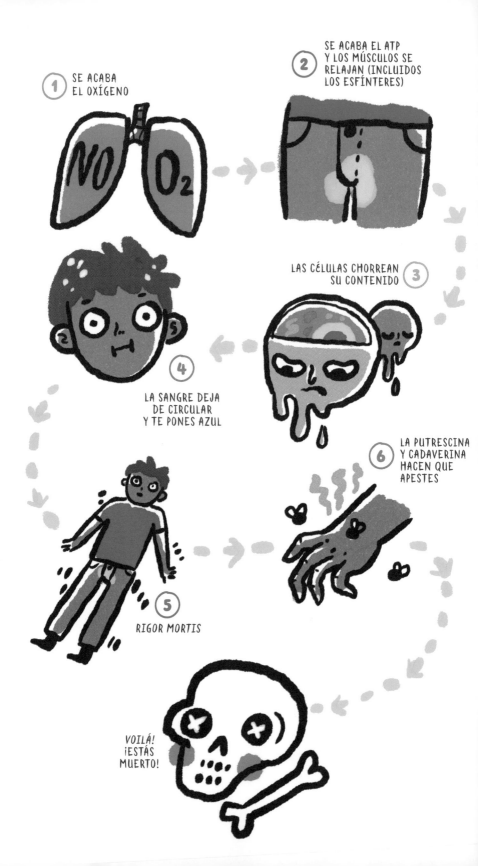

Todo comienza a oler mal. Las principales responsables son los compuestos putrescina y cadaverina, producidos por la descomposición de aminoácidos. Ellas producen el peculiar olor a animal podrido, aunque si crees que lo has olido en la boca de alguien, no te equivocas: también causan el mal aliento.

Si alguien vivo te viera, probablemente pensaría que las uñas y el pelo te han seguido creciendo después de morir. Lo que sucede en realidad es que la piel comienza a perder humedad y por lo tanto se encoge, mostrando más pelo y más uñas que antes.

El tiempo que debe pasar para verte como calaca depende de las condiciones ambientales en donde esté tu cadáver. En climas templados, en unas dos semanas los insectos se habrán comido más de la mitad de tus tejidos suaves, y en unas cuantas semanas más, dependiendo sobre todo de la temperatura y la humedad, serás un esqueleto. En climas tropicales esto puede ocurrir muy rápido. Pero en climas fríos, muy fríos, los cuerpos pueden tomar años para volverse calaveras, y hay algunas condiciones ambientales muy particulares, como la congelación o las sales en el desierto, que podrían hacer que tu cuerpo permanezca embalsamado de forma natural para siempre.

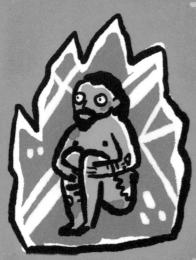

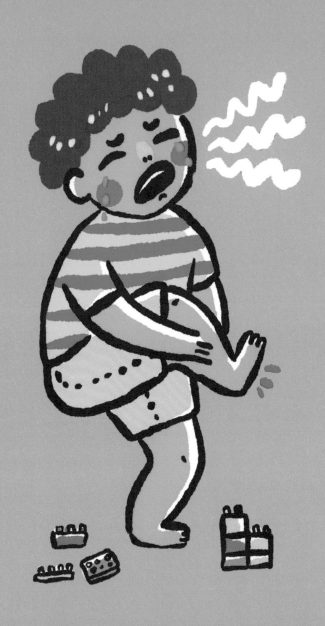

6

¡AY, DOLOR...!

Son las cinco de la mañana y yo no he dormido nada... No, esperen, si no es bachata... Va de nuevo. Son las cinco de la mañana y tu vejiga ha decidido que tienes que levantarte inmediatamente a vaciarla: In-me-dia-ta-men-te. Esto no es negociable; hasta en tus sueños te estabas encontrando en escenarios en los que tenías que orinar e ibas al baño y por alguna razón no salía pipí por más que estuvieras ya en o frente al excusado (afortunadamente, porque si no, esta historia sería otra). Despiertas, cediendo ante las necesidades de ese órgano tan intransigente. Medio zombi, sin prender la luz, porque crees que ya te la sabes, caminas hacia el sanitario pasito a pasito, suave, suavecito. No, esperen, si no es reggaetón. Caminas hacia el sanitario y, de repente, de la nada, pium, aparece la esquina de la cajonera justo frente a tu dedito chiquito del pie. Dolor. Dolor agudo, insoportable, que te hace gritar en la oscuridad mientras las lágrimas brotan de tus ojos como lluvia (lluvia), tus besos fríos como la lluvia (lluvia). No, esperen, si tampoco es salsa...

El dolor es algo a lo que ninguno de nosotros es ajeno. Es algo tan universal entre los humanos que millones de canciones han sido escritas a partir de esta sensación e incluso describiéndola en detalle. De ahí que esta introducción haya estado tan musical.

En este capítulo hablaremos del dolor, lo que seguramente te servirá, si bien no para evitarlo, pues esto es prácticamente imposible, al menos para entenderlo y abrazarlo.

EL DOLOR ES DIFÍCIL de describir, principalmente porque es una experiencia subjetiva. Nosotras no sabemos cómo experimentas tú el dolor ni en qué grado, y si te pidiéramos que nos lo explicaras, seguramente te costaría mucho trabajo aterrizar lo que sientes en palabras.

Esto ha complicado su estudio, e incluso su definición misma. La Asociación Internacional para el Estudio del Dolor lo describe, a grandes rasgos, como una sensación en una parte o partes del cuerpo que siempre es no placentera y que, por lo tanto, es una experiencia emocional. Sin embargo, la institución admite que cada individuo aprende a aplicar el término mediante la acumulación de experiencias que lo producen durante las primeras etapas de su vida. O sea, aquella caída de la bicicleta que sufriste en la infancia, o ese sentón al caerte de los patines que te hizo darte cuenta de lo que es el coxis, es lo que definió el dolor para ti. ¿Ves? Subjetivo.

El problema de que el dolor sea subjetivo afecta principalmente al personal médico, pues el dolor es también la principal razón por la cual la gente busca atención médica, así que es todo un reto poder decirle a quien velará por nuestra salud y nos ayudará a deshacernos del dolor qué nos duele, cómo y

Ayyy

cuánto. Así que, para hacernos la vida un poco más fácil, los médicos se inventaron una sencilla clasificación del dolor en tres modalidades:

- El **dolor agudo** es cuando te lastimas alguna parte del cuerpo; esta sensación es, en realidad, una especie de alerta de tu cuerpo que te está diciendo: "Mira, babas, ya te lastimaste, corremos peligro. Pst, ojo, tu cerebro y tú necesitan actuar ya, ya, YA". Este tipo de dolor se va cuando eso que nos lastimamos deja de estar lastimado. Es un dolor a corto plazo, y no suele durar más de seis meses.
- El **dolor crónico** es ése que sigue ahí aún después de que se te curó la lesión, o que está ahí aun si no hubo lesión alguna. Dura más que el dolor agudo, a veces más de seis meses. Éste puede ser causado por problemas como daño en los nervios, daño a las articulaciones (artritis) o degeneración de los huesos, por mencionar algunas causas.
- El **dolor provocado por cáncer** es el que se asocia con la presencia de tumores malignos y que, si bien es categorizado a veces como dolor crónico, tiene la particularidad de ser provocado por los tumores en sí o bien por los procedimientos o tratamientos a los que el paciente se somete para quitarse dichos tumores.

Qué nervios

Sin embargo, sin importar de qué tipo sea, el dolor se reduce a actividad en tu sistema nervioso, ya que los nervios son los que le dicen al cerebro que algo nos está lastimando o que necesitamos descansar o que hace tanto frío que se nos va a caer el dedo chiquito del pie.

Los nervios que se especializan en transmitir la señal de dolor se llaman nociceptores. Están distribuidos por todo el cuerpo y mandan la señal de dolor a la espina dorsal, que viaja de ahí al cerebro. De acuerdo con la severidad de lo que nos está lastimando, éstos mandarán señales con mayor o menor intensidad y frecuencia.

Aun cuando no comprendemos del todo cómo procesa el dolor nuestro cerebro (en parte porque no hay una única área encargada del dolor), tenemos una idea general de qué se prende y qué actúa cuando nos lastimamos. Las señales que provienen de la espina dorsal son procesadas en el tálamo, una parte del cerebro que reenvía el "ouch" a otras secciones de tu cerebro. Éstas desencadenan una serie de reacciones que abarcan desde quitar tu tonta mano del tonto quemador prendido de la tonta estufa, hasta la liberación, por ejemplo, de endorfinas, sustancias que te ayudan a mitigar el dolor.

Nuestro cerebro es especialista en no desperdiciar energía en cosas innecesarias (salvo cuando no puedes dejar de pensar en tu ex o cuando te despiertas en la madrugada al baño y éste considera pertinente no volver a dormir hasta recordar cómo va completa la Instastory de Thalía de la que salió la canción de "Me oyen, me escuchan"). En el caso del dolor, esto es relevante porque economiza en la respuesta de acuerdo con el nivel de la amenaza. No vas a reaccionar igual si metiste los dedos en un enchufe que si te raspaste un poquito la rodilla; una es más urgente que la otra, y, aunque no lo parezca, para el cerebro no es prioridad hacer un dramón por tonterías.

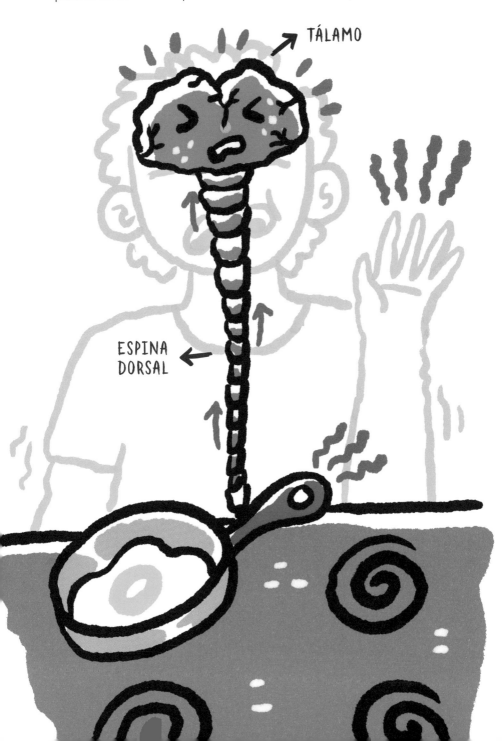

Sana, sana, colita de rana

Quizás para muchos de nuestros lectores lo importante de este capítulo no es saber qué es el dolor, sino cómo demonios hacerlo desaparecer. Y vaya que éste es un tema importante: la industria farmacéutica ha invertido millones en desarrollar medicamentos para el dolor, y hay cirugías, utilizadas en casos extremos de dolor crónico, que pueden alterar las partes del sistema nervioso que responden al dolor; por ejemplo, destruyendo ciertos nervios o porciones de la espina dorsal, o bien eliminando la causa del dolor, si éste es causado por algo dentro de nuestro propio organismo.

Pero el método principal para combatir el dolor sigue siendo, sin duda, el uso de medicamentos. Éstos tienen distintos mecanismos de acción y también distintos niveles de efectividad, por lo que dependiendo de qué te duela y cuánto es que debes elegir qué tomar. Bueno, tú no, un médico responsable, por favor. No hay que automedicarse nada, incluyendo analgésicos (el nombre viene de analgesia, o ausencia del dolor), porque además de todo, algunos fármacos generan dependencia, y puedes terminar peligrosamente enganchado a ellos.

Ahora bien, los analgésicos pueden dividirse en dos grupos principales: los no opioides y los opioides. Los primeros actúan en el sitio del dolor, inhibiendo las enzimas que mandan el mensaje a las terminales nerviosas cuando un tejido está dañado, o reduciendo la inflamación (el grupo más utilizado es el de los antiinflamatorios no esteroideos). Ejemplos de este tipo de medicamentos son la aspirina, el ibuprofeno o el paracetamol y tienen relativamente pocos efectos secundarios, salvo por sangrado intestinal, daño renal y daño hepático si los usas en exceso, ya sabes, cosita de nada. Pfff. (Estamos siendo sarcásticas, ¿eh? No los uses por periodos prolongados sin vigilancia médica.)

Los opioides son los más problemáticos. A esta clase pertenecen la morfina, la codeína y la oxicodona, sustancias que se unen a un tipo específico de receptores en el sistema nervioso conocidos como opioides (sí, no nos equivocamos, no es coincidencia que se llamen así), donde inhiben las vías de percepción del dolor. Éstos son los más fuertes, y también los que tienen los peores efectos secundarios, como náusea, vómito, somnolencia, estreñimiento y retención urinaria. Quizás te suena leve, comparado con el sangrado intestinal que mencionamos arriba, pero además de eso son terriblemente adictivos: generan tolerancia, dependencia

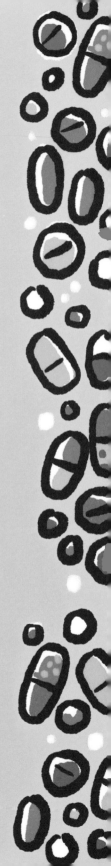

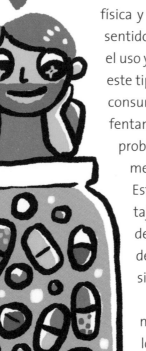

física y psicológica; una adicción en el sentido clínico de la palabra. Por ello, el uso y prescripción indiscriminada de este tipo de medicamentos, aunado al consumo recreativo de opioides como fentanilo y heroína, han generado un problema de salud pública sumamente preocupante, sobre todo en Estados Unidos, donde un porcentaje importante de la población es dependiente de sustancias opioides y donde el índice de sobredosis aumenta cada día.

Por lo anterior, los medicamentos opioides, a diferencia de los no opioides, se venden sólo con receta médica. No sobra suplicarte que tengas cuidado con este tipo de analgésicos; es más, si puedes, no los uses jamás. No queremos que hayan sido en vano las lecciones que nos dejó Dr. House, que sufría una terrible adicción al Vicodin, un medicamento compuesto por hidrocodona, que es un opiáceo sintético, y paracetamol.

Sin dolor no te haces feliz

Que se ponga de pie quien ha deseado fervientemente, en esos segundos posteriores a machucarse un dedo con la puerta del coche, no sentir dolor: estamos seguras de que prácticamente todos nuestros lectores están en este momento parados en señal de empatía. ¿Quién no desea en el fondo de su corazón estar exento de esa sensación tan fea de que te duela algo, sobre todo cuando el dolor es mucho? ¿Cómo no desear deshacerse de los cólicos menstruales o de los estragos de una patada en la ingle? ¿Cómo no se le ha ocurrido a alguien inventar una cura permanente contra el dolor que nos ahorre el sufrimiento?

Bueno, lectores, eso no pasa porque no es una buena idea. O sea, sí la hay, como lo mencionamos arriba, para casos de dolor crónico, pero no hay una vacuna contra el dolor que nos alivie a todos los demás. Paradójicamente, el dolor es útil. Es una señal que nos permite darnos cuenta de que hemos sufrido un daño, y nos ayuda a evitarlo. Por lo mismo, no es buena idea erradicar esta señal de alarma que nuestro organismo tan amablemente pone a nuestra disposición.

Sin embargo, hay ciertas condiciones en las que el dolor simplemente no está ahí. En humanos una de ellas se conoce como analgesia congénita, un desorden genético poco común que hace a su portador incapaz de sentir dolor. **Ojo, reiteramos: esto no es deseable.** Imagínense cuántas estupideces hubieran hecho de niños y en cuánto riesgo se hubieran puesto si no sintieran dolor.

En otros animales, el caso paradigmático del no-dolor es el de la rata topo desnuda. Esta criatura, tan fea como robarle la bolsa a una viejita, ha sido objeto de estudio (¿víctima?) de la ciencia por ciertas características particulares que posee. Una de ellas es su incapacidad de sentir algunos tipos de dolor, como el que vendría después de recibir una inyección cargada de un poquito de ácido ligero o de capsaicina, la sustancia que hace que el chile pique. ¿Cómo lo sabemos? Porque un grupo de científicos le inyectó eso a estos simpáticos y coquetos animalitos... y no pasó nada. Esto se debe a que uno de los sensores al dolor que presentan los mamíferos está ligeramente modificado en estas ratas, lo que las hace menos sensibles. Sin embargo, por las condiciones en que estas ratas viven,

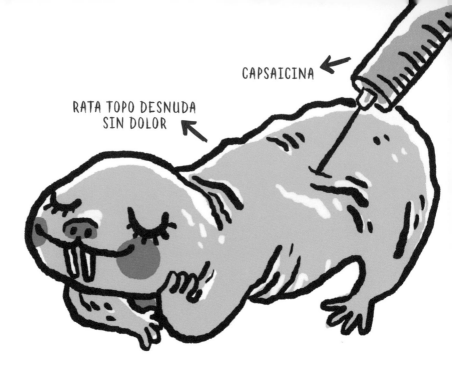

CAPSAICINA

RATA TOPO DESNUDA
SIN DOLOR

es decir, bajo tierra y medio hacinadas en grandes colonias, esto no sólo no es una desventaja, sino que podría ayudarlas a hacer su existencia más llevadera y además a conservar energía.

A mí me duele más que a ti

La realidad es que las personas sin analgesia congénita o que no somos un híbrido de humano-rata-topo-desnuda sufriremos dolor continuamente a lo largo de nuestras vidas. No hay nada que hacer sino resignarse. Y hay que ser comprensivos con el dolor ajeno: si bien hay momentos en que alguien hace un dramón por un dolor que nosotros consideramos sin importancia, quizás es porque esa persona tiene una mayor sensibilidad al dolor que nosotros.

Se ha identificado una serie de factores que influyen en la percepción del dolor, como la edad (nuestros circuitos cerebrales se degeneran con el tiempo, y nuestro umbral del dolor baja), o la fatiga (cuando no dormimos bien, nuestro cuerpo se enfrenta a estrés que nos hace experimentar más dolor).

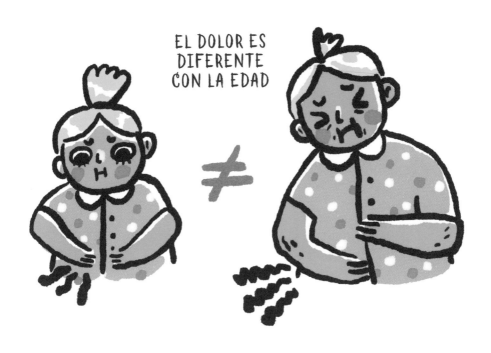

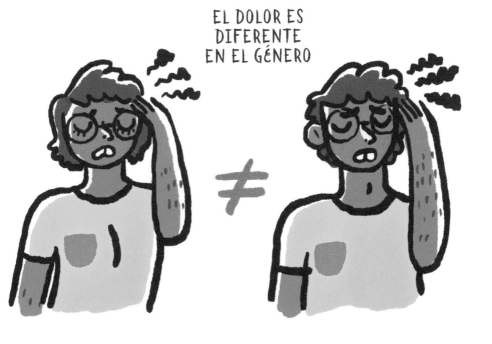

Finalmente, también afecta nuestra genética sexual. Una serie de investigaciones han mostrado que las mujeres tienen una mayor sensibilidad al dolor que los hombres. Esto puede deberse a varias razones: rasgos genéticos ligados al sexo, cambios hormonales que alteran el sistema encargado de la percepción del dolor en las mujeres y un efecto protector de la testosterona en el caso de los hombres, o simplemente porque las mujeres tenemos más receptores de dolor en nuestro cuerpo (34 fibras nerviosas por centímetro de piel del rostro en promedio para las chicas contra 17 para los chicos). Se ha visto, además, que los cuerpos de hombres y mujeres no procesan el dolor de la misma manera: un estudio puso en evidencia que al poner la mano en una estufa caliente se activan distintas zonas de los cerebros masculino (el área cognitiva o analítica) y femenino (el sistema límbico, encargado de las emociones). Esto muestra que la experiencia del dolor es distinta en hombres y en mujeres, y sugiere, por lo mismo, que sería pertinente empezar a administrar terapias para el dolor que tomen en cuenta estas diferencias.

Ahora que sabes qué es el dolor, para qué sirve y cómo quitártelo, estarás de acuerdo con nosotras en que lo mejor que puedes hacer contra él es evitarlo. Así que a tener cuidado y llevar una vida sana, y aceptarlo como una señal de alarma, y por lo tanto de futuro bienestar cuando se presente.

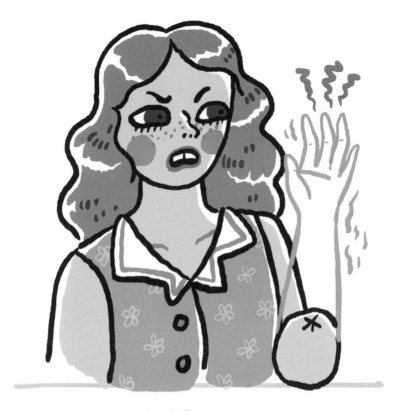

FUN FACT ▸ Dolor fantasma

Todo ok con que te machuques un dedo y te duela, pero ¿qué tal si no tienes mano y aun así te duele como si la tuvieras? Esto es algo que les pasa a muchas personas cuyas extremidades han sido amputadas: no sólo sienten dolor (como si les quemara o como un hormigueo molesto), sino que a veces sienten que la extremidad faltante sigue ahí, y perciben tacto, temperatura, comezón y presión. Esto se llama "síndrome de miembro fantasma" y es, literalmente, la capacidad de tener sensaciones (incluyendo dolor) en una extremidad que ya no está ahí. Se piensa que esto puede ser ocasionado por la extraordinaria capacidad que tienen nuestras neuronas para formar nuevas conexiones o modificar su comportamiento y función. Esto se conoce como "neuroplasticidad", y en el caso particular del miembro fantasma, lo que ocurre es que ciertas regiones del cerebro que normalmente están encargadas de una función no relacionada con la extremidad que ya no está empiezan a realizar funciones asociadas con ésta y comienzan a registrar sensaciones que provienen del miembro que falta.

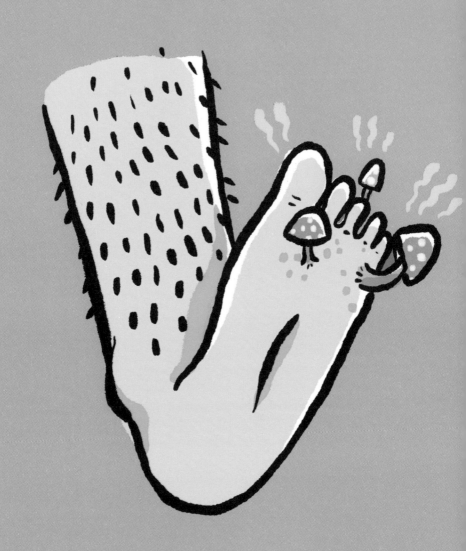

7

PONZOÑA
PERSONAL

A lo largo de nuestra vida hemos estado
(y estaremos) en constante exposición a una serie
de agentes infecciosos que, si no son eliminados a
tiempo por nuestro sistema inmune, pueden causar
enfermedades y padecimientos que resultan, por
decir lo menos, incómodos, ya sea por las lesiones que
producen o el área en la que brotan. Esto no les quita
lo comunes. Insistimos: todos hemos pasado por ahí.
No hay nada de qué avergonzarse, aun cuando hasta
sus nombres nos infunden horror y pena (pero si eres
poco tolerante a las imágenes desagradables,
te recomendamos que nunca, jamás, busques
en Google estas enfermedades; advertido estás).

DESDE HACE MUCHOS AÑOS, existe en México una revista llamada *Tú*, de contenidos generalmente banales, cargada de tests, consejos de maquillaje y tips para ligarte a tu *crush*. Esta publicación cuenta con una sección titulada "Trágame, tierra". Si bien en su versión actual se enfoca en las caídas en el escenario de los famosos o su mala elección de *outfit*, en ediciones más antiguas, como de los ochenta-noventa, se publicaban cartas que los lectores enviaban para contar sus momentos más vergonzosos, para gozo de otras personas (una función que hoy cumplen cabalmente las redes sociales). Sin embargo, al ser dichas personas considerablemente jóvenes, la mayoría adolescentes, el efecto "trágame, tierra" estaba limitado a episodios como "Me tropecé frente al niño que me gusta" o "Me fajé la blusa del uniforme adentro del calzón".

Conforme uno va creciendo, nuestros intereses cambian y el dominio que tenemos sobre nuestros pies y la ropa interior también; sin embargo, vamos encontrando otros motivos para pasar vergüenzas públicas. Algunas de ellas son ciertas condiciones que en este capítulo denominaremos "ponzoña personal".

Desde la cabeza hasta la punta de los pies, nuestros cuerpos son susceptibles a contagiarse de cosas que resultan incómodas, molestas, dolorosas y (trágame, tierra) penosas como nada en el mundo.

Algunas son producto de nuestros hábitos de higiene, otras son influenciadas, por ejemplo, por los deportes que practicamos y otras dependen del buen estado de nuestro sistema inmune. Algunas, desafortunadamente, se nos "pegan" por estar en un mal lugar en un mal momento.

Sin embargo, sin importar su origen, y particularmente en nuestros años mozos, todas ellas constituyen un desliz de la salud del que hay que buscar deshacerse lo antes posible.

En este capítulo te describiremos algunas de estas enfermedades, sus causas y cómo puedes deshacerte de ellas.

(ALERTA DE SPOILER: TODOS TENEMOS HERPES).

Pie de atleta

Si tomaste clases de natación o has visitado alguna vez algún cuerpo de agua público que no fluya naturalmente (es decir, como una alberca, regadera o áreas húmedas como un sauna o vapor), y por alguna razón dejaste las chanclas en casa, seguramente experimentaste ese terror acompañado de asco, pues probablemente pudiste haber sido víctima del temible "pie de atleta". Esa desagradable

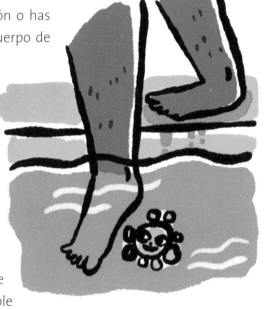

infección que provoca enrojecimiento, comezón, sudor y grietas entre los dedos que pueden ser muy dolorosas la producen diversos hongos; su nombre médico es *tinea pedis*. El tipo de hongo que la causa se conoce como dermatofito, es decir, que se alimenta de queratina, una proteína que ayuda a formar las capas más externas de la piel. Esto quiere decir que el hongo, al entrar en contacto con la húmeda y sensible piel de tus piececitos mojados, se siente como en un restaurante de "todo lo que puedas comer". El dermatofito que causa de forma más frecuente esta condición se llama *Trichophyton* y puede vivir en nuestro cuerpo sin que llegue a causar pie de atleta; sin embargo, esta condición se manifiesta cuando hay condiciones cálidas y húmedas en la superficie de nuestros pies.

¿Cómo se contagia?

Este tipo de tiña se adquiere cuando tu piel entra en contacto con escamas de piel infectada, ya sea propia o ajena, o directamente con el hongo, que suele encontrarse en áreas húmedas, incluso toallas, donde puede vivir felizmente por meses. El problema con las infecciones de hongos es que una vez que las tienes, por más que te las quites, el re-contagio es frecuente, especialmente porque los tratamientos son largos y en ocasiones la gente no los sigue al pie de la letra. Y si tienes debilitado el sistema inmune, peor.

¿Cómo la evito? ¿Cómo me la quito?

Lo más recomendable para evitar el contagio es siempre tener los pies protegidos al caminar por zonas húmedas: huarache, sandalia o flip-flop, cualquier tipo de calzado resistente al agua será tu mejor amigo. También se recomienda tener las uñas cortas, ya que esta zona del pie es la casita ideal para albergar al hongo.

Si ya te agarró, hay medicamentos especializados para ayudar a eliminarlo, pero tienes que tener en mente que, si tus pies están húmedos, el parásito tendrá más facilidades para sobrevivir: hay que mantener los pies frescos y secos. Idealmente usa sandalias y zapatos abiertos, si tu estilo de vida lo permite, para mantener los pies ventilados, y secarlos bien después de bañarte y antes de ponerte otro tipo de calzado. Cámbiate los calcetines diariamente (por higiene elemental, marranito) y alterna tus zapatos por lo menos cada par de días para darles tiempo de secarse bien. Puedes ponerles talco para ayudar a mantenerlos secos. Evita los calcetines hechos a partir de tejidos sintéticos, porque dificultan la ventilación de tus deditos al igual que los zapatos cerrados: recuerda, cualquier ambiente oscuro, húmedo y cálido, cual antro de música darks, es idóneo para el desarrollo del hongo.

Ojo: si no te lavas las manos después de tocar el área afectada y tocas otras áreas del cuerpo, como la ingle, el hongo puede infectar esas zonas también (incluyendo tus propias manos). Lo mismo ocurre si te secas el área infectada con una toalla con la que después tallas el resto de tu cuerpo.

Herpes

Si ya cursaste la secundaria y la preparatoria, con sus correspondientes cursos de educación sexual y reproductiva, es muy probable que la palabra *herpes* te dé escalofríos. Es inevitable asociar este término con su variante de transmisión sexual que, según los profesores de educación media y superior, es malévolo, sumamente contagioso e incurable. Y lo es. Pero la realidad es que el virus del herpes no es uno solo. Hay nueve tipos de herpesvirus que nos afectan de formas muy diferentes, y todas muy latosas. Aquí te describiremos algunos:

- *Herpes simplex*. Virus tipos 1 y 2 (HSV-1 y HSV-2). El tipo 1 es contagiado vía oral y causa las infames lesiones comúnmente conocidas como "fuegos". Si la vía de contagio es oral-genital, puede causar herpes genital también. Se estima que dos de cada tres personas cargan con este virus. El tipo 2 es, sin embargo, el responsable más común del herpes genital. Es muy frecuente: casi 3.7 mil millones de personas tienen HSV-1 y 417 millones tienen HSV-2. Ambos pueden ser asintomáticos, pero cuando presentan

síntomas consisten en úlceras abiertas que son sumamente incómodas. El HSV-2, además, puede ir acompañado por fiebre y dolor corporal.

- *Varicella zoster.* Sí, amiguitos: la varicela es causada por el
herpes zoster, tanto en su versión infantil y juvenil como
en su incomodísima versión adulta. "¡¡¡No te rasques,
que te va a quedar cicatriiiiiiiz!!!",
es el grito de guerra de
mamá frente al contagio. Sin
embargo, las cicatrices visibles
de las comezonudas ronchas de
la varicela son lo de menos.
Lo problemático es que, además de las complicaciones que
puede presentar, como encefali-
tis, neumonías y bronquitis, el virus
permanece latente en el sistema nervioso.
De hecho, 20% de los pacientes que tuvieron varicela de niños presentan una especie de recaída adulta (el
zoster) cuando el virus se reactiva. Además de las lesiones
típicas de la varicela, esto puede desencadenar en una
neuralgia (dolor de los nervios) que puede durar meses o
incluso años. Y si el contagio ocurre durante el embarazo,
puede haber daños graves al feto.

- *Epstein Barr.* Este virus es el causante de la mononucleo-
sis infecciosa, o "enfermedad de los besos", como se le conoce popularmente. Sin embargo, también está relacionado con varios tipos de cáncer y algunas enfermedades
autoinmunes. Se aloja en los linfocitos B durante toda la
vida del paciente.

- *Citomegalovirus (CMV).* Este virus está comúnmente asociado con las glándulas salivales; en personas con un sis-

tema inmune normal no resulta tan problemático, pero si el individuo está inmunodeprimido (como los pacientes de VIH o los niños recién nacidos), puede tener complicaciones serias. Llega a desencadenar algunos tipos de cáncer e inflamación severa en esófago, hígado (la hepatitis por CMV puede ser fatal), retina y otros órganos y tejidos.

- *Virus del sarcoma de Kaposi*. Este herpes causa el cáncer conocido como sarcoma de Kaposi en pacientes infectados con VIH, así como otras enfermedades asociadas.

¿Cómo se contagia?

El HSV-1 se transmite vía oral-oral u oral-genital; el HSV-2, por contacto sexual con una persona infectada. Lo mismo con el Epstein Barr y el CMV: pasa a través de la saliva y las secreciones genitales. La varicela viaja por vía aérea, de paseo en la tos y los estornudos de las personas infectadas; luego se aloja en los pulmones, donde se multiplica y de ahí viaja al sistema nervioso. También se contagia cuando uno entra en contacto con las ampollas características de la enfermedad. El sarcoma de Kaposi se transmite vía sexual.

¿Cómo la evito? ¿Cómo me la quito?

No es posible eliminar completamente ningún tipo de herpes, sólo se controla la infección. Es por ello que resulta tan frecuente que tiempo después de haber desaparecido la lesión o manifestación de la enfermedad correspondiente al tipo de virus que nos infectó, ésta vuelva a aparecer. Para controlarlo hay una serie de medicamentos antivirales que pueden tomarse o aplicarse, dependiendo del tipo de lesión o variedad del virus. Para la varicela hay vacunas que ayudan a evitar el contagio inicial o la recaída del zoster.

Caspa

¿Está nevando? ¿Hizo erupción el Popocatépetl? ¿O por qué diablos están mis hombros llenos de pequeños puntitos blancos? En la gran mayoría de los casos, esa especie de azúcar glas espolvoreada que cae sobre nuestros hombros, especialmente notoria en la ropa negra, suele ser caspa.

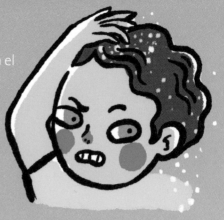

Si eres de aquellos que han padecido esta condición dermatológica que afecta el cuero cabelludo, seguro has sentido que pasaste un gran oso al salir a la calle así; peor aún cuando alguien te sacude el saco porque piensa que algo te cayó encima. Deben de pensar que no te bañas. Esto es de lo que más coraje da, ya que la caspa no está directamente relacionada con una mala higiene, sino que puede ser causada por varios factores, desde ambientales hasta genéticos.

Es, en realidad, una exacerbación de un proceso normal. La piel del cuero cabelludo, como la de todo el cuerpo, tiene un recambio de células muertas por células nuevas que en cantidades normales no se manifiesta. Sin embargo, hay ciertas condiciones en las que este recambio se vuelve más veloz y, por lo mismo, se vuelve visible: copos, escamas, vergüenza social.

¿Cómo se contagia?

La caspa no es contagiosa. Sus causas pueden ser la resequedad de la piel, las malditas hormonas producto de la pubertad, alergia a ciertos productos de belleza, psoriasis o eczema, sobrepoblación de levaduras (cuyos productos metabólicos forman estas penosas hojuelas), un hongo pariente cercano del que causa pie de atleta y un par de especies de bacterias, cuya proliferación depende de la producción de sebo capilar. El hongo más famosamente productor de caspa es del género *Malassezia*, que antes conocíamos como *Pityrosporum ovale*.

¿Cómo la evito? ¿Cómo me la quito?

Pues básicamente, la pedrada va a depender del sapo. Al haber tantas causas no hay una sola forma de tratar el problema, pero lo primero que se recomienda hacer es comprar un buen champú anticaspa. Estos champús están cargados con un coctel de sustancias como ketoconazol (antihongos), piritionato de zinc (antilevaduras), sulfuro de selenio (disminuye la producción de aceites del cuero cabelludo) y ácido salicílico (ayuda a la piel a eliminar sus células muertas).

Si uno no funciona puede ser que no contenga la sustancia adecuada para eliminar tu problema particular, y entonces hay que intentar con otro que tenga otra sustancia activa. Hay que usarlos siguiendo bien las instrucciones para ayudar a eliminar el problema, y si aun así persiste la condición, hay que consultar al médico.

Ojo: en condiciones de estrés, así como en condiciones de frío (debido al aumento en la resequedad) el problema suele aumentar. Como consejo, resulta útil cepillarse el pelo frecuentemente, pues ayuda a remover las células muertas.

Hemorroides

Tal vez exageramos cuando mencionamos que todos tenemos herpes, pero en este caso podemos afirmar sin temor a equivocarnos que todos tenemos hemorroides. Éstas son pequeñas estructuras vasculares que se encuentran en el canal anal que rodea el ano, y que normalmente sirven para controlar la salida de las heces. De hecho, estas pequeñas venas y arterias tienen mucho que ver con nuestra continencia, es decir, que las

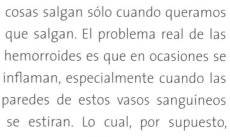

cosas salgan sólo cuando queramos que salgan. El problema real de las hemorroides es que en ocasiones se inflaman, especialmente cuando las paredes de estos vasos sanguíneos se estiran. Lo cual, por supuesto, provoca dolor, especialmente al momento de ir al baño. Mientras esto no ocurra puedes vivir tranquilo con tus hemorroides, pero si llega a pasar es muy probable que el problema se vaya acrecentando conforme pasa el tiempo. Y mientras más viejo te haces más probable es que ocurra.

Por lo tanto, es momento de empezar a familiarizarse con esa donita inflable que la gente usa para poder sentarse sin dolor.

¿Cómo se contagia?

Tampoco se contagia, sino que emerge. Desafortunadamente, hay una serie de factores que hacen que estos pequeños vasos sanguíneos se inflamen y se conviertan en una pesadilla de dolor, ardor, comezón y hasta un ligero sangrado. Mala noticia: casi todos ellos tienen que ver con tus hábitos al momento de ir al baño. Si tienes diarrea, mal; si estás estreñido, mal; si te sientas mucho tiempo en el excusado, muy mal. En realidad, cualquier cosa que ejerza presión sobre el área abdominal (incluso levantar cosas pesadas) puede ser motivo de hemorroides. Por esta razón es muy común que las mujeres embarazadas sufran este incómodo problema. Si tus papás tienen hemorroides, ya hay otro motivo para hablar de ellos en terapia: es muy probable que tú las padezcas también.

¿Cómo las evito? ¿Cómo me las quito?
Ya que el problema de las hemorroides consiste en inflamación, en muchas ocasiones la cosa se arregla sola. Si esto de plano no ocurre, un desinflamatorio puede ser la solución; éste es el ingrediente principal de las cremas para las hemorroides, que suelen también incluir algún tipo de anestésico que ayuda con el malestar. Tomar baños de asiento con agua tibia también puede resultar reconfortante, sólo recuerda secarte con pequeñas palmaditas y no tallarte, para no provocar más inflamación. Ayuda, como en todo problema digestivo, comer más fibra y tomar más agua; hacer ejercicio siempre es útil, ya que favorece el movimiento intestinal. Por supuesto, lo fundamental es ir al baño cuando la necesidad llega. Si eres de aquellos que sufren de pena del baño público y simplemente no encuentras inspiración cuando estás fuera de tu casa, recuerden la frase de Lupita D'Alessio: "¡Hoy voy a cambiar!" Si todo lo demás falla, tu médico te puede ayudar: hay procedimientos muy sencillos que eliminan el problema.

Orzuelo (o "perrilla" como tal)

"Te salió un orzuelo." "Ay, claro que no, si siempre me corto y me cuido muchísimo el pelo." No, eso es "orzuela", algo muy diferente al "orzuelo". Este último es coloquialmente conocido como "perrilla", y no tiene nada que ver con el fenómeno capilar de las puntas abiertas. Es una protuberancia que crece debajo del párpado o en la base de las pestañas, producto de la inflamación de unas glandulitas conocidas como "de Zeiss" o "de Moll". Causa dolor y picazón. Si el orzuelo crece, puede tener como consecuencia que se bloquee completamente otra

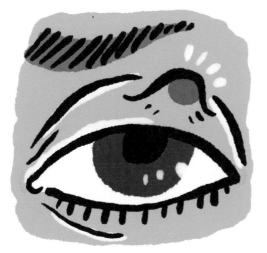

glándula de grasa del párpado y se produzca un chalazión, que es una protuberancia hinchada en el párpado. Afortunadamente para ti, el chalazión suele ser indoloro, pero si crece de más puede obstruir la vista. Es decir, trata de pegarte una aceituna con cinta adhesiva en el ojo y dime si no se ve borroso. Bueno, no, mejor no lo intentes. Sólo imagínatelo.

¿Cómo se contagia?

Bacterias, *baby*. Los orzuelos generalmente son producto de una infección en el folículo piloso de las pestañas provocada por estafilococos. El chalazión, en cambio, no es bacteriano.

¿Cómo lo evito? ¿Cómo me lo quito?

No la exprimas, por favor. No es un barro ni una espinilla enterrada. Si lo haces, es muy probable que la infección empeore. Lo mismo si la tallas. La infección tiene que drenar; ayuda aplicar compresas tibias para que se abra la glándula bloqueada y se drene su rellenito, y mantener limpia la zona utilizando un hisopo con un poquito de champú para bebé "¡no más lágrimas!" Si la infección no drena por sí sola, hay que consultar a un médico, quien puede recetar algún antibiótico en forma de gotas. Pero **no te automediques**. Nunca, ni en este caso ni en ningún otro. Sobra mencionarlo, pero mientras el orzuelo esté ahí, tampoco te maquilles los ojos, ni uses rímel, delineador, sombras ni nada por el estilo. Si el chalazión o el orzuelo no drenan bien y este último no se elimina completamente con el antibiótico, el médico puede hacer una incisión pequeña para removerlo.

Verrugas (especialmente la plantar)

Estas protuberancias no cancerígenas de la piel han aterrorizado a miles de niños a lo largo de los años, ya que son la característica estereotípica del rostro de las brujas en la ficción y los cuentos de hadas. Sin embargo, hay algunas que causan también terror en los adultos, especialmente cuando las vemos aparecer en áreas de nuestro cuerpo que antes estaban inmaculadas. Son crecimientos pequeños, duros y rugosos que pueden salir en la cara, el cuello, las manos, los pies o el área genital.

La plantar es una de las más incómodas, ya que puede sentirse como si hubiera constantemente una piedrita en el zapato y, por su apariencia, tiene uno de los nombres populares más asquerosos: ojo de pescado. Así de feas son, que se parecen precisamente a este órgano visual de nuestros amigos acuáticos.

¿Cómo se contagian?

Suelen aparecer cuando un virus de la familia del papiloma humano (VPH) infecta la capa superior de la piel. Esto causa una acumulación de keratina en la superficie cutánea, que resulta en la protuberancia dura, es decir, la verruga (también llamada papiloma). Nadie está exento del contagio, pero es importante saber que las personas que nos mordemos las uñas o los pellejitos de las manos somos especialmente propensos al contagio, ya que esto favorece la propagación y comodidad del virus; de igual forma, los niños, adolescentes y personas inmunodeprimidas son frecuentes víctimas de las verrugas. Las malas noticias: se contagian de persona a persona. Las heridas abiertas favorecen la infección (de ahí que los niños, reyes de los raspones, se contagien todo el tiempo), pero también se pegan entrando en contacto con algo que estuvo en contacto con una verruga; por ejemplo, la toalla de alguien infectado. Las genitales son, como probablemente te lo imaginas, transmitidas sexualmente.

¿Cómo las evito? ¿Cómo me las quito?
Primero hay que diagnosticarlas. Un dermatólogo puede hacerlo fácilmente a través de una biopsia, que implica quitar quirúrgicamente la verruguita para su posterior análisis. Generalmente no son graves y pueden quitarse solas gracias a la acción de nuestro sistema inmune, pero hay tratamientos y medicamentos que los dermatólogos pueden aplicar para acelerar la curación. Por ejemplo, la crioterapia (es decir, la congelación), un raspado o cortado del área afectada para removerla, electrocirugía (para removerlas con calor), láser y sustancias químicas, como ácido salicílico para hacer *peelings*, así como inmunoterapia, para casos más extremos en los que la verruga se niega a desaparecer. El bajón: como es una enfermedad viral, una vez que tienes una verruga, por más que te la quites probablemente te salga otra. Ni modo, es como el herpes: no hay propiamente una cura, sino un control temporal del problema.

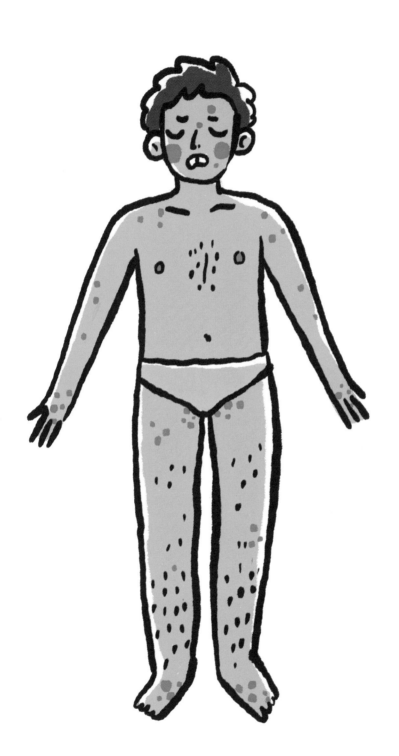

8

TU CACA Y TÚ: MÁS AMIGAS QUE RIVALES

Caca. Heces fecales. Popó. Mierda. No hay forma amable de referirse a una de las funciones corporales que más pena nos dan; la peor comprendida y la menos valorada: desechar lo que nuestro cuerpo no necesita, después del proceso de digestión. Y no es que los términos mismos sean agresivos, sino que por cuestiones de pudor y olores ofensivos tenemos a la caca en un concepto más o menos tabú, del que mientras menos se hable, mejor. Esto no tendría por qué ser así. La caca, además de universal, es un reflejo de nuestra salud y una posible cura para muchos de los males que nos aquejan. En este capítulo te explicaremos por qué.

QUE LEVANTE LA MANO quien nunca haya sentido el retortijón característico de la urgencia de ir al baño. Ése que viene acompañado de sudor frío, incapacidad de caminar con tranquilidad y la certeza de que, si no llegamos a un baño en cuestión de minutos, no vamos a poder aguantar más y ocurrirá una catástrofe.

Que levante la mano quien nunca haya tenido la necesidad de evacuar en un baño público concurrido y, para tratar de disimular, ha fingido un ataque de tos al momento del pujido.

Que levante la mano quien no se ha enfrentado a uno de los escenarios más terroríficos con los que se puede encontrar una persona: el rollo de papel de baño vacío, después de una sesión intensa en el sanitario.

Estamos seguras de que, si estuviéramos frente a un auditorio repleto, muy pocas manos estarían levantadas.

Todos tenemos historias de terror relacionadas con la actividad de hacer caca. Todos tenemos estrategias para hacerlo mejor y más rápido, preferencias de tipo de baño y lecturas acompañantes, manías relacionadas con usar un baño fuera de nuestras casas y un sinfín de rituales que nos guían en el acto de concluir la digestión.

Sin embargo, no todos tenemos la información completa y el conocimiento claro de qué está pasando en nuestro organismo en los momentos previos a la evacuación: vivimos, hasta cierto punto, en la feliz ignorancia sobre nuestras cacas y cómo llegaron ahí. Esto, como veremos a lo largo de este capítulo, es contraproducente; vamos a conocer mejor a la caca y a comprender por qué es tan importante entenderla y tener una buena relación con ella.

Primero lo primero.

Imaginemos frente a nosotros una suculenta hamburguesa con queso. De frijol y quinoa, si uno es vegetariano, pero hamburguesa, a fin de cuentas. La miramos con deseo. La cátsup y la mostaza escurren por sus costados; la crujiente cebolla contrasta con lo rojo del tomate que descansa entre la carne y el pan. La lechuga nos extiende sus hojas como diciéndonos: "Ven, cómeme". La tomamos entre las manos, acercando el bollo tostado a nuestros labios, y le damos la primera mordida. A la par que el jugo y los condimentos resbalan por las comisuras de nuestra boca y se deslizan descuidadamente hasta nuestra barbilla y de ahí hacia nuestra playera indudablemente blanca, se inicia en nuestro organismo un largo proceso de ruptura, absorción y asimilación del alimento y sus nutrientes que termina, literalmente, en el fondo del excusado.

Nuestros dientes, que son los que comienzan este proceso, muelen la comida y son ayudados por enzimas que contiene

SISTEMA DIGESTIVO

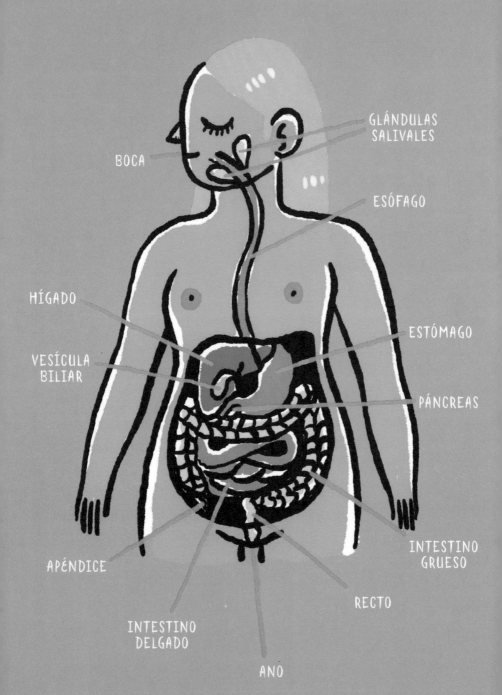

BOCA

GLÁNDULAS SALIVALES

ESÓFAGO

HÍGADO

ESTÓMAGO

VESÍCULA BILIAR

PÁNCREAS

APÉNDICE

INTESTINO GRUESO

INTESTINO DELGADO

RECTO

ANO

nuestra saliva, cuya función es romper los almidones que están en el bocado. De ahí, la masa resultante, conocida como bolo alimenticio, pasa por el esófago y llega al estómago. Éste contiene más enzimas, que rompen las proteínas del alimento, y ácido clorhídrico; en conjunto, estas sustancias transforman el bolo en algo que visualmente es parecido a un plato de avena aguadita y que se conoce como quimo. Luego el quimo viaja del estómago al intestino delgado, donde siguen rompiéndose las moléculas de proteína, grasa y azúcar en elementos más pequeños (llamados nutrientes) que comienzan a absorberse por las paredes de dicho intestino; el viaje de lo que resta después de esta incorporación continúa hacia el intestino grueso. Aquí se absorbe la mayoría del agua que contiene lo que resta de nuestra hamburguesa, y las bacterias que viven en esa parte del tracto digestivo (y de las que hablamos con más detalle en el capítulo 3) nos ayudan deshaciendo las moléculas que cuesta más trabajo digerir, como la celulosa que contienen las células vegetales (sí, lechuga verde y seductora, estamos hablando de ti).

El resultado final de este proceso de ruptura y absorción es una masa que contiene agua, las partes del alimento que no pudieron ser digeridas y muchas de estas bacterias intestinales. Es decir, la caca.

Bien. Ahora tienes una noción inicial de qué es lo que sale de tu cuerpo cada tanto; sin embargo, esto es sólo un boceto del paisaje completo que pinta la porcelana del wc. Porque, así como en un cuadro, el color, la textura y la forma son indicadores de algo, no simbólico, como en un Picasso de su etapa azul, sino literal. Pero ¡ojo!, no creemos estar tan fuera de lugar por comparar la caca con una obra de arte, porque francamente hay algunas que lo son, y porque encima el italiano Piero Manzoni, inspirado por las obras del dadaísta Marcel Duchamp, enlató 30 gramos de su caca y la expuso en 1961. *Merda d' artista*, se llama el arte en cuestión. Años después, esta obra se vendió en miles de euros en una subasta en Sotheby's. Y así como el arte, hay que aprender a mirar la caca para saber qué nos está queriendo expresar.

Damas y caballeros, bienvenidos a la clase de arte fecal para principiantes.

Comencemos con la forma y la textura. Para ahorrarte las floridas descripciones que se nos ocurren, que incluyen analogías como "cereal de chocolate" y "lombriz de tierra", y porque una imagen dice más que mil palabras, te compartimos una figura conocida como la Escala de Heces de Bristol. Esta escala describe gráficamente siete formas comunes de caca y las clasifica en función de si son normales o podrían indicar que algo no marcha del todo bien.

FUN FACT ▶ ¿Se necesita ir al baño una vez al día?

Si te angustia no tener un movimiento intestinal diario, quédate tranquilo. Tu tracto digestivo está trabajando constantemente, salgan sus subproductos todos los días o un par de veces a la semana. Además, puede almacenar hasta una semana de alimento y, a pesar de que no ir al baño con tanta frecuencia puede causar incomodidad, dolor de espalda, de estómago e hinchazón, mientras hagas caca dentro de este rango de forma más o menos regular está todo bien. Sin embargo, puedes hacerlo mejor: un consumo más alto de fibra y una rutina regular de ejercicio favorecerán tus movimientos intestinales y los harán más frecuentes y más sencillos. Después de todo, mientras más tiempo pase tu excremento dentro de tu cuerpo, tenderá a solidificarse y su salida será más difícil y el producto más oloroso, a causa del tiempo extra que tendrán las bacterias de producir gases. Desde luego, tomar agua suficiente también ayuda enormemente a acelerar el proceso.

Probablemente hayas experimentado varias de las formas y texturas que se analizan en esta escala. La razón es que la caca puede cambiar de forma natural, por ejemplo, por cuestiones de dieta; pero si los cambios son persistentes o recurrentes, pueden ser un indicador de algún trastorno de la salud.

ESCALA DE HECES DE BRISTOL

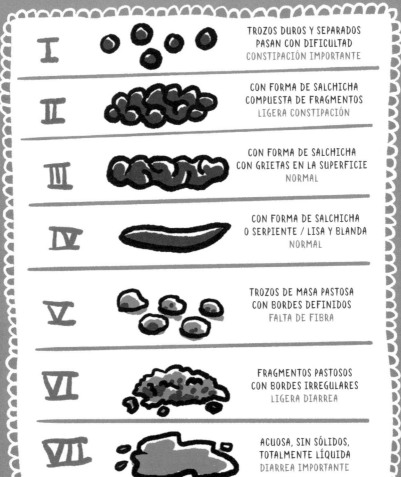

I — TROZOS DUROS Y SEPARADOS PASAN CON DIFICULTAD
CONSTIPACIÓN IMPORTANTE

II — CON FORMA DE SALCHICHA COMPUESTA DE FRAGMENTOS
LIGERA CONSTIPACIÓN

III — CON FORMA DE SALCHICHA CON GRIETAS EN LA SUPERFICIE
NORMAL

IV — CON FORMA DE SALCHICHA O SERPIENTE / LISA Y BLANDA
NORMAL

V — TROZOS DE MASA PASTOSA CON BORDES DEFINIDOS
FALTA DE FIBRA

VI — FRAGMENTOS PASTOSOS CON BORDES IRREGULARES
LIGERA DIARREA

VII — ACUOSA, SIN SÓLIDOS, TOTALMENTE LÍQUIDA
DIARREA IMPORTANTE

Como guía rápida, es importante tener en cuenta que el tipo ideal de heces es generalmente el que corresponde a los tipos 3 y 4, que reconocerás porque salen con facilidad de tu cuerpo sin ser demasiado líquidas. Ahora bien, si hay más líquido presente, es decir, como el que corresponde a los tipos 5, 6 y 7, podemos decir que tus heces corresponden a un cuadro de diarrea; en cambio, si tienden hacia los tipos 1 y 2, es decir, aquellos que te hacen sentir que te estás convirtiendo en conejito, es probable que estés constipado.

La diarrea es la condición de tener tres movimientos intestinales (es decir, idas al baño) o más al día, con heces muy poco consistentes o incluso líquidas. Este problema ocurre a raíz de una mala absorción de líquido por parte del colon, que es la parte del intestino que reabsorbe el agua excesiva que contiene la materia fecal. Generalmente se debe a alguna infección, ya sea viral, parasitaria o bacteriana, y debe tomarse en serio porque puede, si persiste, causar deshidratación. La constipación, en cambio, consiste en movimientos intestinales poco frecuentes o complicados, con heces duras o secas que son difíciles de pasar. Puede mejorar con un aumento en el consumo de fibra y agua, pero si se mantiene puede ser síntoma de alguna enfermedad gastrointestinal como colitis, diverticulitis e incluso cáncer.

Del tipo de evacuación depende, en la mayoría de los casos, el tiempo que uno pasa sentado en nuestro amigo de porcelana. Sin embargo, esto también tiene que ver con el método occidental de hacer caca, que se ha demostrado poco eficaz.

Pasemos ahora al color, un elemento quizás más importante que la forma misma de la caca. Para empezar, al igual que la forma y la consistencia, hay una amplia gama de Pantones que por más que difieran del café tradicional no significan problemas graves de salud. Otros, sin embargo, deben tomarse como

FUN FACT

▶ **De cómo hemos estado haciéndolo mal**

¿Te sientas en el excusado al momento de hacer caca? Tememos que decirte que lo estás haciendo mal. Hacerlo de pie tampoco es la solución. Resulta que cuando vamos al baño ya sea sentados o parados, la parte inferior de nuestro intestino se bloquea, evitando la correcta salida de las heces. Esto tiene todo el sentido, ya que es un mecanismo que evita que defequemos aleatoriamente y de forma involuntaria al estar parados. La posición correcta para hacer caca es la famosa "de aguilita", es decir, en cuclillas: esto hace que nuestro intestino se extienda completamente y la caca salga con facilidad.

Si insistimos en sentarnos, tenemos que hacer un esfuerzo extra para que las heces salgan, cosa que pone en riesgo el correcto funcionamiento de nuestros cuerpos, aumentando nuestra probabilidad de desarrollar hemorroides o diverticulosis. Básicamente, forzamos tanto nuestro intestino que comienza a salirse de nuestros cuerpos. Si quieres comenzar a cambiar tus hábitos, lo único que tienes que hacer es colocar un banquito frente a la taza del baño para subir los pies mientras liberas tu contenido intestinal. Esto corrige la postura y permite que todo, literalmente, fluya libremente.

una advertencia de que tal vez sea momento de visitar al doctor. Pero, ¿por qué? ¿A qué se debe la paleta de colores que tiene nuestra caca?

La coloración fecal depende principalmente de la dieta (esto lo habrás notado, por ejemplo, después de tomarte un litro de jugo "vampiro", compuesto en gran parte por betabel) y de la cantidad de bilis que está presente en el producto final de la digestión. La bilis es un fluido de color amarillento producido por el hígado y acumulado en la vesícula biliar que ayuda a digerir las grasas que comemos y que, si has tenido alguna vez la mala fortuna de vomitar con el estómago vacío, probablemente hayas visto en el fondo del inodoro. Los pigmentos que le dan su color a la bilis viajan junto con el alimento procesado a través del tracto digestivo, y las enzimas ahí presentes alteran su composición química, cambiando el amarillo-verdoso original a un color café.

Hay otro tipo de sustancias que ingerimos, como ciertos medicamentos, que también pueden alterar el color de las heces. Aquí te presentamos una guía rápida de color que puede ayudarte a saber qué puede estar pasando dentro de tu organismo a partir de cómo se ve lo que sale de él.

Café. El tradicional color caca. Es el más normal de todos y señal de un buen funcionamiento digestivo.

Café claro, arcilla o blancuzco. Esta decoloración es característica de una escasez de bilis en las heces, que puede significar una obstrucción en los vasos que transportan la bilis en nuestro tracto digestivo. Sin embargo, también puede ser producido por consumir medicamentos antidiarreicos.

Amarilla, grasosilla (y generalmente apestosilla). Esto probablemente se debe a que hay un exceso de grasa en tu caca. Cuando esto ocurre, puede indicar algún padecimiento, como la enfermedad celiaca, que ocasiona que no se absorban bien

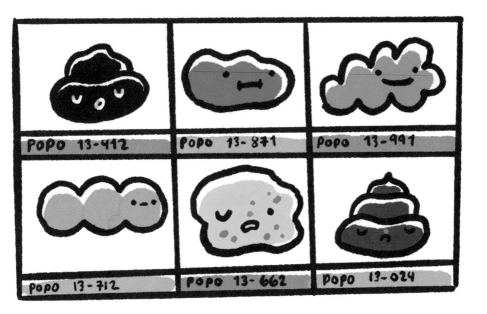

POPO 13-412 POPO 13-871 POPO 13-991

POPO 13-712 POPO 13-662 POPO 13-024

las grasas en tu organismo al momento de digerir. La enfermedad celiaca es producida por una intolerancia al gluten, una proteína presente en algunos cereales (como el trigo). Pero ¡ojo!, por más que estemos siendo invadidos por una amplísima gama de productos libres de gluten, esta proteína sólo es verdaderamente dañina cuando nuestro cuerpo no la puede procesar. Si sientes que tu cuerpo reacciona de formas poco óptimas al consumo de cereales, consulta a tu médico. No gastes dinero extra en comprar productos cuya ingesta no te beneficia en nada, salvo que en verdad padezcas una intolerancia a esta proteína. O bien, que seas un hípster.

Naranja. Generalmente se debe a un alto consumo de alimentos que contienen betacaroteno, como zanahorias, mangos y camotes, así como de productos con colorantes artificiales.

Verde. Este color puede deberse a que la comida esté viajando demasiado rápido a través del tracto digestivo, y que por lo tanto el proceso de modificación de la bilis no se desarrolle de forma óptima (como cuando tienes diarrea). También puede

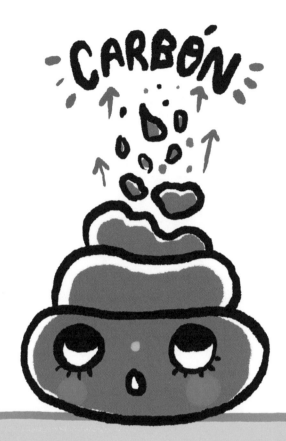

FUN FACT ▶ La caca como fuente de energía

Todos hacemos caca. Un porcentaje importante de la población lo hace al aire libre, mientras que otros lo hacen en inodoros con drenajes funcionales. Sin embargo, cagar al aire libre es muy contaminante y favorece la transmisión de enfermedades. Si pusiéramos a trabajar todo ese excremento a nuestro favor y no en nuestra contra, depositándolo en letrinas y procesándolo posteriormente mediante calor, podríamos producir carbones que funcionen perfectamente como fuente de energía de uso doméstico, sustituyendo el carbón de origen vegetal. Si agregamos a nuestras letrinas bacterias que fermenten nuestro excremento para producir metano, el gas resultante podría usarse para generar energía también de uso doméstico.

deberse a un consumo excesivo de verduras de hoja verde, suplementos alimenticios de hierro o colorantes artificiales.

Rojo brillante. Si bien esta tonalidad puede producirse al ingerir productos del mismo color (como betabel, tomate o alimentos con colorantes artificiales), también puede deberse a un sangrado en el tracto digestivo, posiblemente en el intestino grueso o en el recto, quizá provocado por un caso de hemorroides.

Negro. Puede ser provocado, así como el verde o el blancuzco, por el uso de suplementos de hierro o antidiarreicos, pero también puede ser producto de un sangrado en la parte superior del tracto digestivo; por ejemplo, del esófago o estómago.

Si presentas alguna de las coloraciones menos usuales por un periodo prolongado, no dudes en consultar a tu médico; como vimos, cambios así pueden deberse a problemas de salud importantes que deben atenderse.

Si después de leer este capítulo sientes que no te representa, ya que eres el campeón de la digestión, que los problemas mundanos de constipación y diarrea no te conciernen y que lo que te corresponde es correr por las calles gritándole al mundo que no tienes problemas digestivos, ¡felicidades! En un futuro no muy lejano podrías ser candidato para donar tus heces a personas que sufran, por ejemplo, de infecciones intestinales difíciles de curar. Para más información al respecto, lee el capítulo 3.

Esperamos que este capítulo haya mejorado tu relación con tus heces. Su buen manejo, por decirlo de cierta forma, puede ser determinante: no sólo es un reflejo de tu salud, un indicador de lo óptimo de tu dieta y una posible cura para enfermedades gastrointestinales, sino que también puede significar la mejoría de nuestra producción de energía.

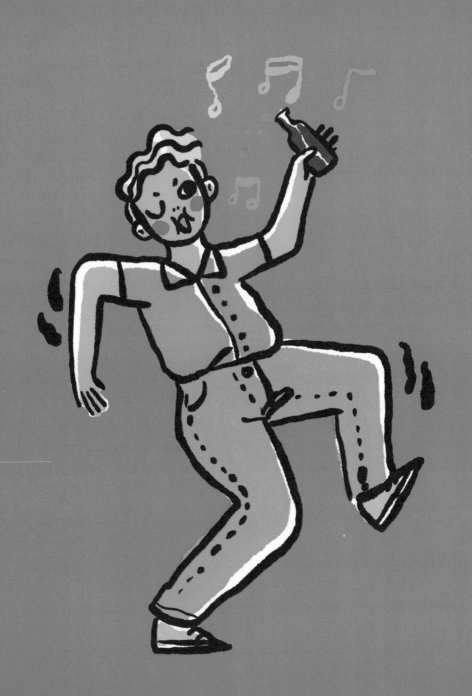

9

UNA NOCHE DE COPAS, UNA NOCHE LOCA

"No vuelvo a tomar."
—Los mexicanos, mintiendo,
al día siguiente de una borrachera.

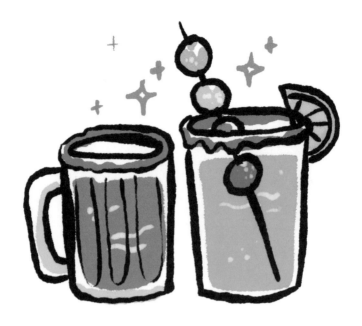

CERVECITA: LA DEBILIDAD de muchos, la supuesta culpable de las panzas de otros. Es una de las distintas bebidas alcohólicas que la gente consume alrededor del mundo; en ocasiones con moderación, en otras sin ella.

Nuestros hábitos de consumo de alcohol tienen efectos sobre nuestra salud y comportamiento que a veces pueden ser graves. Por ello, y por ser una parte frecuente de la vida de tanta gente, es interesante conocer qué es lo que pasa en nuestros cuerpos cuando lo ingerimos, a qué se deben los efectos que tiene en nosotros y cómo librarnos de la cruda realidad que nos produce al día siguiente.

Es viernes por la noche. Con nuestras credenciales del INE en mano, por supuesto, entramos en nuestro bar favorito, especializado, por decir cualquier cosa, en micheladas y gomichelas. Nos sentamos en la mesa de siempre y observamos a nuestro alrededor. A lo lejos, una barra en la que el cantinero prepara expertamente la mezcla de alcohol; un poco más allá, la puerta del baño, destino frecuente y obligado para el bebedor de cerveza; frente a nosotros, el plato de cacahuates al que inevitablemente acudiremos para masticar algo mientras avanza la noche.

Pedimos la primera michelada. Al beberla, sin darnos cuenta, desencadenamos una serie de procesos dentro de nuestro cuerpo que tendrán efectos observables en el transcurso de la noche, y algunos al día siguiente.

El primer proceso es la absorción del alcohol, que ocurre en el estómago y el intestino delgado; de ahí, se desplaza al torrente sanguíneo, y gracias a ello al resto del cuerpo. Mientras el alcohol viaja por nuestro organismo, nuestros órganos, como el hígado, los pulmones y los riñones, están luchando por eliminarlo, ya que lo perciben como algo tóxico que no debe ser almacenado, porque efectivamente lo es. Aproximadamente 10% del alcohol se elimina a través del aliento y la orina, durante los incontables viajes al baño en una noche de cervecitas.

Un momento: si nuestro cuerpo elimina el alcohol conforme lo bebemos, ¿por qué pasamos al segundo proceso, que es propiamente la borrachera? Pues porque cuando se nos empiezan a pasar las copas, la concentración de alcohol en nuestro torrente sanguíneo es más alta que nuestra capacidad corporal para eliminarlo. Es decir, porque bebemos más rápido de lo que nuestro cuerpo puede eliminar el alcohol.

Y así comenzamos a sentir los efectos.

Éstos tienen que ver, precisamente, con la concentración de alcohol en la sangre, conocida como alcoholemia, que va subiendo mientras más alcohol consumimos. Piénsenlo como una escalera, que se sube escalón por escalón. Cada escalón que sube nuestra alcoholemia conlleva efectos en nuestro cuerpo y nuestro comportamiento. El primer escalón es la euforia: nos volvemos más confianzudos, valientes y sudorosos; probablemente empezaremos a pensar en hacer cosas que, sobrios, ni de locos consideraríamos. Por ejemplo, bailar en la pista con la corbata en la cabeza. El siguiente es la intoxicación, que nos vuelve torpes, olvidadizos, somnolientos y descoordinados. Probablemente si estamos en la pista con la corbata en la cabeza comencemos a bailar con menos gracia que nunca. El tercer escalón es la confusión, que nos trae mareos, voz arrastrada y emociones exacerbadas. Es aquí donde sentimos que vamos a vomitar por tanto dar vueltas por la pista de baile con la corbata en la cabeza, lo que nos hará querer llorar y preguntarnos qué estamos haciendo de nuestras vidas. Después viene el estupor. No podemos movernos, ni responder; probablemente aquí sí vomitemos y hay riesgo de perder la conciencia. El efecto que esto tiene sobre el baile con la corbata en la cabeza será que acabaremos desmayados en la pista sobre un charco de cerveza regurgitada. El penúltimo escalón es el coma; la escalera acaba, inevitablemente, en la muerte.

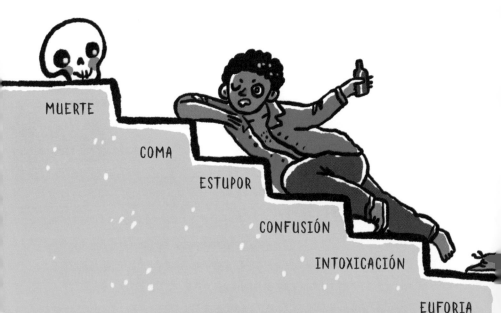

MUERTE

COMA

ESTUPOR

CONFUSIÓN

INTOXICACIÓN

EUFORIA

FUN FACT

▶ **Las bacterias en cacahuates y hielos**

Existe un mito urbano que dice que el plato de cacahuates que se encuentra en las mesas o barras de los bares es el lugar más contaminado de estos sitios, pues contiene millones de bacterias potencialmente nocivas. Esto se debe, se dice, a que la gente no se lava las manos después de ir al baño, y por lo mismo, cuando las introducen al plato para tomar un maní, transfieren las bacterias del sanitario a la botana. Pero resulta que no es así. Lo salado de este tipo de botanas crea un ambiente hostil en el que no es fácil para las bacterias (y algunos virus) sobrevivir. Sin embargo, una serie de estudios realizados sobre el hielo que se sirve en las bebidas en los bares encontró que más de 40% de los hielos analizados contenían bacterias coliformes, provenientes de las heces fecales. Sí: es más probable que haya un brote de gastroenteritis (ha pasado ya) a causa de hielos contaminados que de cacahuates botaneros. Así que coma usted tranquilo, pero pida su bebida al tiempo. Su estómago lo agradecerá.

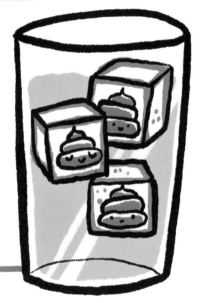

Porque sí, el alcohol es una sustancia tóxica y puede provocar la muerte. Es por eso que a su consumo lo rodea históricamente el "Nada con exceso, todo con medida", o alguna frase genérica por el estilo.

Si uno se modera, el alcohol puede traer ciertos beneficios para nuestra salud. Por ejemplo, se ha encontrado en varios estudios que el consumo moderado de alcohol ayuda a disminuir los riesgos de enfermedades cardiacas y vasculares. Esto parece deberse a que el alcohol aumenta la concentración de una

sustancia llamada lipoproteína de alta densidad, mejor conocida como el "colesterol bueno". Los niveles más altos de esta
lipoproteína están asociados con una mejor salud cardiaca.

Ahora bien, con moderación nos referimos a una bebida alcohólica al día, ¿eh? Nada de una botellita de vino antes de dormir.

El otro lado de la moneda es que, aun con moderación, el
alcohol tiene efectos nocivos, como limitar la absorción de ciertos nutrientes que necesitamos para el correcto funcionamiento de nuestro organismo; por ejemplo, de algunas vitaminas
esenciales. Y si hablamos de un consumo menos moderado, las
consecuencias para la salud comienzan a apilarse: inflamación
del hígado (que puede llevar a lesiones de dicho órgano conocidas como cirrosis), daño cardiaco, alteraciones en la presión
sanguínea y varios tipos de cáncer.

Volviendo a nuestra historia en el bar con gomichelas,
pueden estar tranquilos, porque no hemos subido tantos es-
calones de la alcoholemia como para preocuparnos. Digamos
que vamos por ahí del segundo escalón. Algunos de nuestros
acompañantes comienzan a alternar sus tragos con vasos de
agua. Esto ayuda, porque el alcohol es un diurético; es decir,
favorece la eliminación de orina, y eventualmente su consumo
nos deshidrata. Si esto ocurre, no sólo se exacerban los efectos
de la borrachera, sino que nos sentiremos peor al día siguiente.

Nosotras, por atascadas, nos vamos directo contra el platito
de cacahuates antes mencionado. Salados, doraditos y delicio-
sos, nos caen como anillo al dedo cuando empezamos a sentir
el hambre enloquecida que en ocasiones acompaña al consumo de alcohol.

"¿Qué demonios hacen? —nos pregunta uno de nuestros
amigos—. ¿Qué no saben que los cacahuates de los bares están llenos de caca?" "Más caca tienen los hielos de tu cuba", le
contestamos.

Resuelta la duda de las heces en los cacahuates, seguimos entrándole con ganas al monchis. Esto da buenos resultados, ya que comer hace que la absorción del alcohol sea más lenta, así que nuestro cuerpo puede metabolizar mejor el alcohol y la borrachera tarda menos en llegar. Esto ocurre porque la comida hace que el alcohol permanezca en el estómago más tiempo, y así su traslado al torrente sanguíneo se vuelve más lento. Los cacahuates, además, son una comida muy correcta para estos fines, por ser ricos en grasas y carbohidratos, que recubren el estómago y cargan de energía a nuestro cuerpo. Pero, ¿por qué no podemos dejar de comer los cacahuates? Parecemos aspiradoras atacando la alfombra después de una fiesta infantil. Y ni crean que con eso nos vamos a llenar, porque saliendo del bar vamos a querer cenar tacos.

FUN FACT ▸ Calorías y alcohol

La culpa de la pancita chelera no es (sólo) de la cerveza. En el imaginario colectivo, esta bebida es la única responsable de esa pequeña protuberancia que asoma al centro del cuerpo de quienes somos sus fans. Pero hay buenas noticias, bebedores: si bien es cierto que esta bebida tiene una cantidad importante de calorías (150 por lata en promedio), éstas sólo suman al contenido calórico de todas las cosas que ingerimos durante el día. Es decir, las 150 calorías de una lata de cerveza pesan igual al momento de desarrollar una panza que las que podría tener, por ejemplo, una porción de 100 gramos de jamón. La diferencia es que las calorías que tiene la cerveza y el resto de las bebidas alcohólicas son llamadas "calorías vacías", ya que no tienen un valor nutricional aparte del aporte energético que nos brindan. Esto significa que consumiendo cualquiera de estos dos productos, esas 150 calorías entran en nuestro cuerpo y pueden contribuir a nuestra panza, pero el jamón tiene nutrientes que le sirven para algo a nuestro cuerpo, como proteínas y vitaminas, que la cerveza no tiene.

Lo que sucede es que el alcohol puede hacer que los niveles de azúcar en nuestra sangre disminuyan, y esto nos deja más hambrientos. Además, el alcohol estimula directamente los receptores de un área de nuestro cerebro relacionada con el hambre, el hipotálamo. No sólo eso, sino que los efectos cerebrales del consumo de alcohol son similares a los que se registran después de un ayuno: se activan mecanismos de supervivencia que no sólo nos estimulan a comer, sino a comer cosas grasosas, calóricas y dignas de un episodio de *Man vs. Food*.

No queremos alarmarlos, pero esto no ayuda a mantener un peso sano. De hecho, el consumo de alcohol en general suele ser engordador, no sólo porque nos motiva a comer de manera poco sana, sino porque las mismas bebidas tienen muchas calorías.

Entre una cosa y otra, nos alcanza la madrugada, y con ella llega inevitablemente el sueño y el sopor. Damos por terminada la noche de copas (noche loca) y nos retiramos a dormir.

Y a la mañana siguiente...

DOLOR.

Dolor de cabeza, dolor de estómago, dolor de extremidades, dolor moral producto de los mensajes de texto que le mandamos al ex a la mitad de la fiesta. Náuseas, fatiga, temblorina. Arrepentimiento generalizado y sensibilidad a la luz y a los ruidos fuertes.

Esto es la cruda. La resaca. Las consecuencias físicas de una noche de alcohol.

El internet y el imaginario colectivo están repletos de métodos milagrosos para esquivar o bien solucionar este problemita post-fiesta; que si tus chilaquiles o plato de pancita para desayunar, que si tus dos aspirinas antes de dormir, que si tu remedio homeopático o suplemento alimenticio que venden en el minisúper administrado dos horas antes de empezar a beber...

"Tómate unos electrolitos —te dicen—, porque la cruda es deshidratación. ¿No te acuerdas de cuántas veces fuiste al baño ayer en la noche o qué?" Sí, pues, nos la pasamos haciendo pipí cuando bebemos, es real, porque el alcohol suprime una hormona llamada vasopresina, que es antidiurética y cuya función es, precisamente, evitar que parezcamos perrito chihuahua emocionado al que le resulta imposible controlar su esfínter. Pero no, no va del todo por ahí. Si bien el alcohol contribuye a perder líquidos y, a su vez, esto ayuda a que persista ese dolor de cabeza y la boca seca como la de un gatito, la cruda no es producida por una baja hidratación. Tomar líquidos ayuda, eventualmente, a sentirse una vez más como un ser humano y no como un chicle masticado, pero no es un remedio milagroso para la resaca.

"¡Maldito acetaldehído!", gritamos, buscando un culpable. Nuestro gato nos mira desde el pie de la cama como si estuviéramos locas. ¿Recuerdan cuando hablábamos de que nuestros

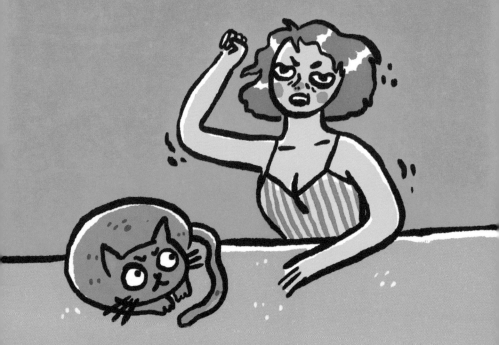

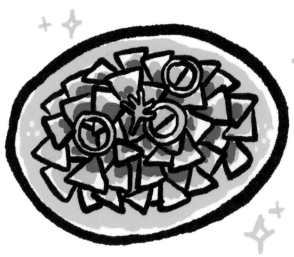

FUN FACT

▸ A distinto trago, distinta cruda:
la culpa la tienen los congéneres

El alcohol se obtiene a partir de procesos de
fermentación de algunas plantas. Este proceso
tiene subproductos, llamados congéneres, que son
sustancias como el metanol, los famosos taninos
del vino y el ya mencionado acetaldehído. Otros
congéneres pueden venir, por ejemplo, de las
barricas donde se añejan las bebidas, o bien pueden
añadirse posteriormente para fines degustativos,
pues los congéneres les dan a las bebidas su olor,
color y sabor característico. La cosa es que, en
parte, también definen la intensidad de la cruda
que provocan. Mientras más congéneres tenga una
bebida alcohólica, tendrá un color más oscuro y una
cruda más malévola. Pero ojo: no importa qué tan
transparente y prístino sea tu trago, si lo bebes en
exceso, la cruda estará ahí de cualquier forma.

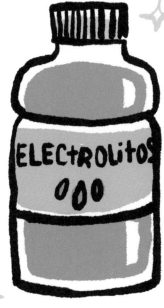

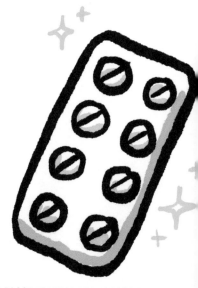

órganos tratan de deshacerse del alcohol y eliminarlo del cuerpo? Esto se logra rompiendo el etanol en moléculas más pequeñas; un producto secundario de este proceso es una sustancia llamada acetaldehído, que es tóxica y parecería un culpable lógico del malestar. Pero, extrañamente, no se ha encontrado una relación entre niveles más altos de acetaldehído y crudas infernales, sino que incluso algunos estudios sugieren que, a menor acetaldehído, más cruda. Tal vez el gato tiene razón al mirarnos así.

En la desesperación, le llamamos a nuestra mamá para lloriquear sobre lo mal que nos sentimos. Ella, con toda su sabiduría, nos sugiere desayunar, porque ha escuchado por ahí que la cruda se debe a que tenemos bajos niveles de azúcar en nuestra sangre y comer nos va a alivianar. Suena coherente, porque si bien la deshidratación no causa la cruda, sí fomenta que tengamos bajos niveles de glucosa en la sangre, y esto hace que nuestro cuerpo tenga que empezar a usar otros nutrientes para obtener energía, cosa que produce síntomas similares a los que estamos experimentando. Tan sencillo, entonces, como tomar bebidas azucaradas, ¿no? Pues no. Cualquier crudo sabe que superar la resaca nunca es tan fácil como el conocimiento popular sugiere. Los niveles de glucosa tendrían que estar por los suelos como para causar tanto malestar, y es raro que una noche de borrachera logre ese bajón.

Ahora bien, ya que mencionamos a la familia, las abuelas tienen refranes y dichos maravillosos que describen perfectamente nuestro comportamiento; uno de nuestros favoritos es: "Mal de muchos, consuelo de tontos". Siguiendo su lógica, tomamos el celular y mensajeamos a uno de nuestros amigos, con quien estuvimos en la fiesta. "Qué horror de cruda", le decimos. "Quiero que me arranquen la cabeza", nos responde. Esto automáticamente nos levanta el ánimo; aun cuando sabemos poco sobre qué causa la cruda y cómo podemos evitarla, entendemos que él se siente hoy peor que nosotras, ya que, en vez de tomar cerveza, bebió *bourbon* sin parar. No nos juzguen; en la cruda no somos las mejores personas.

Puede decirse, entonces, que la cruda no es culpa de una sola cosa, sino de una combinación de factores cuyo efecto es molesto y doloroso. Y hay un factor extra que no hemos mencionado aún: nuestro sistema inmune. Ese héroe que busca mantenernos sanos al combatir día con día a todos los entes externos que podrían enfermarnos, quizá sea también responsable de nuestras crudas. Varios investigadores han llegado a la conclusión de que la cruda es un proceso inflamatorio similar al que se desata en nuestro cuerpo cuando busca combatir una infección. Nuestro sistema inmune utiliza ciertas moléculas llamadas citoquinas como medios de comunicación y señalización, como si fueran una señal de accidente en una carretera, para que sus distintos componentes puedan identificar el problema y se desplacen hacia el lugar donde está ocurriendo para solucionarlo. Estas moléculas, que también tienen funciones regulatorias, en parte pueden ser responsables de la resaca, pues se ha visto que, si éstas se inyectan a un individuo sano, producirán en él efectos muy parecidos a los que se viven en las crudas.

De confirmarse, habría que sustituir el interminable listado de remedios caseros anticrudas con uno solo: un antiinflamatorio que controle la acción de las citoquinas y regule el proceso de inflamación. Ahora bien, incluso si resulta ser el milagro que nos evite las crudas, debemos recordar que el alcohol en exceso tiene efectos tóxicos. Así que después de todo, la mejor forma de esquivar las crudas es, simplemente, beber con responsabilidad.

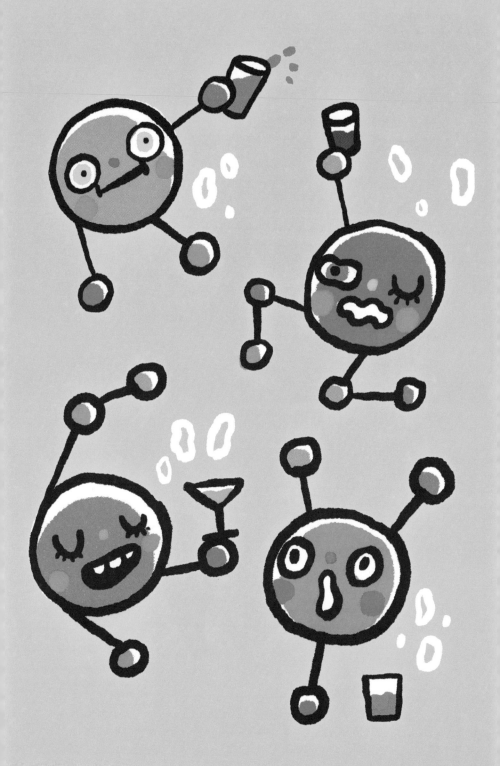

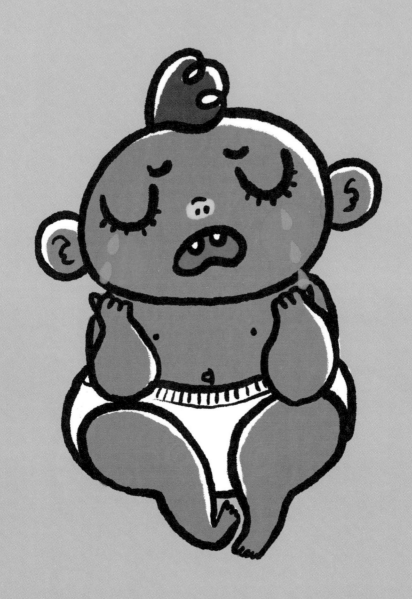

10

La
LLORaDERa

Es lo primero que hacemos al llegar al mundo.
Ocurre cuando estamos tristes, enojados, en
bodas o muertos de risa. También lo hacemos al
cortar cebolla o terminar con alguien. Llorar es
algo muy común, y a la vez muy extraño: ¿por
qué nos sale agua de los ojos? Esta pregunta
tiene varias respuestas, según nos interese saber
lo que sucede fisiológicamente o las cuestiones
relacionadas con la evolución de nuestra especie.

AGUA
PROTEÍNAS
MOCOS
ACEITES

CORTASTE. Sin control de tu voluntad tus ojos comienzan a llenarse de lágrimas que te nublan la vista, hasta que algunas de ellas ruedan por tus mejillas. Ahora bien, no sabemos si lo que cortaste fue a tu pareja, una cebolla o tu dedo con una hoja de papel. Llorar puede ocurrir por razones muy diversas, pero todas tienen algo en común: se acompañan de lágrimas. Lo que es más increíble: todo el tiempo estamos "llorando". Cada día producimos aproximadamente una taza de lágrimas. Si por alguna extraña razón las juntáramos, al año cada quien podría acumular un poco más de 100 litros.

En los párpados existen glándulas especiales que en conjunto producen una mezcolanza de agua, proteínas, mocos y algunos aceites. Esta mezcla es mejor conocida como lágrimas. Cada componente de las lágrimas tiene un propósito particular. La capa aceitosa o grasosa es la parte más externa de la delgada película que cubre al ojo y reduce la evaporación de las lágrimas. La capa media es la acuosa y compone la mayor parte de la lágrima, su función es limpiar el ojo y mantenerlo lubricado. La capa más interna es de moco, el cual facilita que la capa acuosa resbale y se disperse por todo el ojo; además, por ser pegajoso, conserva a la lágrima en su lugar.

En la capa acuosa hay más de 1500 proteínas, entre ellas la lisozima, que fue descubierta cuando a Alexander Fleming (el mismo que descubrió la penicilina) se le escurrió un moco sobre un cultivo de bacterias, lo que limitó su crecimiento. La lisozima es parte de los mocos, las lágrimas, la saliva y otras secreciones, y destruye un componente especial de la pared celular de las bacterias, por lo que es un importante elemento del sistema inmune. Si algo entra en nuestro ojo, este sistema se activa y se producen más lágrimas para defendernos.

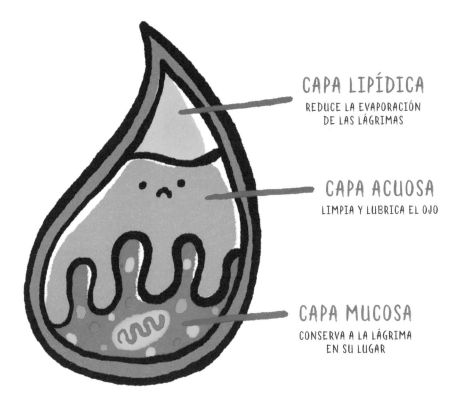

CAPA LIPÍDICA
REDUCE LA EVAPORACIÓN
DE LAS LÁGRIMAS

CAPA ACUOSA
LIMPIA Y LUBRICA EL OJO

CAPA MUCOSA
CONSERVA A LA LÁGRIMA
EN SU LUGAR

A la sustancia aceitosa de las lágrimas se le conoce como *meibum*. Gracias a ella, las lágrimas se mantienen en su lugar y no nos corren por los cachetes constantemente. Son la versión de tu cuerpo de los topers con sello al vacío, pero en vez de mantener tu comida fresca, esta sustancia mantiene sellado el párpado.

Este aceite se produce en unas glándulas sebáceas especiales llamadas meibomianas. Dichas glándulas están en el borde de los párpados, y tal vez las recuerdes por sus apariciones estelares en forma de orzuelos o perrillas, de los que hablamos en el capítulo 7 y que surgen cuando estas glándulas se infectan, proveyendo de alimento grasosito a las bacterias.

Hay algunas situaciones en que la producción de lágrimas aumenta, y entonces ningún toper ni *meibum* es suficiente para evitar que nuestras mejillas se llenen de gotas. Aludimos, sea verdad o no, a que tenemos algo en el ojo y que se está defendiendo. Aunque lo que supuestamente nos amenace sea la preparación de una lasaña...

"Las lágrimas viven en una cebolla"*

Cortar nos duele a todos, y las cebollas no son la excepción. Al picar vegetales se rompen las paredes celulares que los forman, y en ocasiones esto activa algunas de sus defensas, que comúnmente involucran liberar compuestos volátiles de sabor amargo, lo cual aleja a los animales. En el caso de la cebolla, dentro de sus células hay varios compuestos que al cortarla inician una serie de reacciones químicas, producidas por una

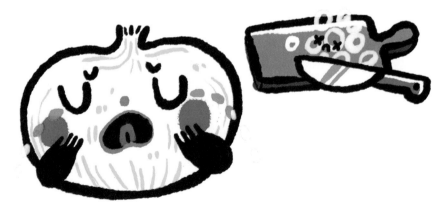

* Frase que aparece en *Antonio y Cleopatra* de William Shakespeare (1606).

enzima particular llamada factor-lacrimógeno-sintasa, que convierten estos compuestos en un gas lacrimógeno. Por eso cortar una cebolla puede convertirse en toda una batalla.

Los gases lacrimógenos son irritantes de los ojos que causan sobre todo mucho lagrimeo. Los ojos los detectan como una amenaza y por lo tanto las glándulas lagrimales lanzan las defensas correspondientes, haciendo que preparar una salsa de tomate luzca como una terrible tragedia. Y, hasta cierto punto, lo es un poquito.

Cuando el gas lacrimógeno de la cebolla, formado por azufre, se mezcla con las lágrimas, produce ácido sulfúrico en los ojos; por eso no sólo lloran, sino que pican y duelen. Sí: ácido sulfúrico y gases lacrimógenos por el simple hecho de tratar de preparar la cena. ¿Qué se puede hacer para evitar este tipo de llanto? En realidad, no mucho, aunque algunos consejos caseros tienen algo de lógica:

1. Morder un trozo de pan o una cuchara mientras se corta cebolla. De esta forma el factor o gas lacrimógeno será aspirado por la boca antes de llegar a los ojos.

2. Enfriar la cebolla antes de cortarla. Así las moléculas del lacrimógeno se moverán más lentamente, retrasando la llegada a los ojos.

3. Calentar la cebolla antes de cortarla. Al final, todo es culpa de la enzima que inicia la reacción para producir el lacrimógeno. Calentar la cebolla arruina un poco su actividad.

4. Apoyar a los científicos que están tratando de crear una cebolla que no cause lágrimas. Estas personas realmente desean un mundo mejor, donde preparar alimentos no involucre llanto. Para ello están tratando de hacer cebollas genéticamente modificadas que no produzcan la enzima culpable de esta batalla.

Aunque llorar cortando cebolla puede parecerse mucho a llorar por alguna emoción, hay diferencias evidentes. Producir lágrimas porque los ojos están irritados es una cosa, pero llorar, llorar y llorar, como cuando alguien ve a otra persona entrar con flores de azahar y se pone a llora-a-ar (¡gracias, Socios del Ritmo!), es otra cosa. Los humanos somos la única especie que lagrimea por emociones, lo cual viene acompañado de sollozos y otros efectos en el cuerpo. Y por más antisociales que seamos, tenemos en general la capacidad de reconocer este tipo de llanto.

Llorar de la emoción

Te ha pasado. En un camión foráneo, las pantallas se prenden y el volumen es tan alto que es imposible ignorarlas. Estás a punto de iniciar un berrinche interno cuando la película que comienza no te decepciona del todo. De hecho, te gusta. La has visto antes y no estaría mal volver a verla. Aparecen Woody y Buzz Lightyear, quienes en medio de una escena de acción logran rescatar un tren lleno de trolls. Te acomodas en tu asiento y, una hora y media después, cuando Andy, ya adolescente, está jugando por última vez con estos muñecos, no puedes aguantar más esos brinquitos que da el pecho, la respiración se te corta, la vista se te nubla y la señora de al lado te ofrece un pañuelo.

A pesar de que tratas de disimular diciendo que tienes una basurita en el ojo, todos en el camión se dan cuenta de que estás llorando de emoción. Los humanos somos los únicos animales que hacemos estas dos cosas: llorar por algún sentimiento, ya sea por algo que nos sucedió a nosotros mismos o a un juguete en una película de animación, y reconocer este tipo de llanto en los demás.

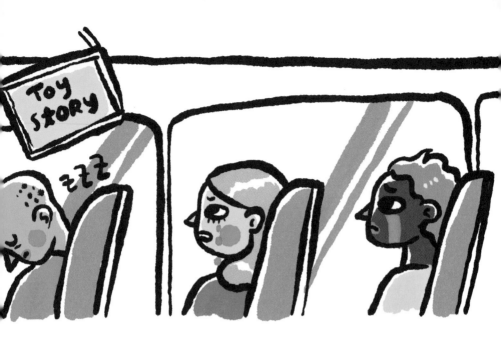

Los bebés lloran por razones que podríamos considerar básicas, como dolor, sueño o hambre. Al crecer un poco, a estas razones se suma anticipar las reacciones ajenas, por ejemplo, al creer que seremos castigados o por considerar que llorar puede provocar el consuelo de los demás. Al seguir madurando, más motivos van acumulándose, pues se desarrollan las capacidades de entender las emociones ajenas y se llora de empatía, todo para que siendo adultos lloremos con las películas de Pixar.

Si lo pensamos tantito, que nos salgan lágrimas y tengamos espasmos y otros cambios físicos por emociones es algo muy extraño. Para explicarlo se han propuesto varias ideas, aunque ninguna está totalmente comprobada.

Hay quienes piensan que llorar sirve como una especie de válvula de escape a los sentimientos aflictivos, y que provoca un efecto de tranquilidad. De hecho, popularmente se aconseja llorar y "sacar lo que traes dentro". Sin embargo, las investigaciones que hay al respecto apuntan más bien a que al llorar se desatan algunos efectos negativos, como el aumento del ritmo cardiaco y una baja en las defensas.

Cuando se correlaciona la salud física con qué tan chillona es la gente, el resultado da un precioso cero. Hasta ahora no se ha encontrado nada que indique que llorar tenga un efecto significativo positivo (aunque tampoco negativo) sobre la salud física. Pero eso puede no importar tanto, pues todos sabemos que llorar aligera el alma, ¿o no?

Así pues, frases como que el llanto alivia las penas y sana al corazón, en términos más científicos, querrían decir que llorar es bueno para la salud psicológica. Sin embargo, de esto tampoco existe evidencia contundente.

Por ejemplo, en un estudio pusieron a un grupo de personas a ver una película triste; algunas lloraron y otras no. Al final les preguntaron cómo se sentían, y las personas que lloraron reportaron estar más tristes y deprimidas que las que no lloraron. Pero hay otros estudios que dicen lo contrario; por ejemplo, cuando se le pide a la gente que recuerde la última vez que lloraron y cómo se sintieron después, la mayoría dice que mejor, aunque esto puede estar sesgado por el recuerdo que tienen. Tal vez la única conclusión que se puede obtener de este tipo de estudios es que analizar el llanto no es nada fácil.

Uno de los principales obstáculos para investigar científicamente al llanto es que la gente tiende a hacerlo a solas en la tranquilidad de su hogar (o de su coche), o con alguien en especial. Por otra parte, no existen muchas formas éticas de inducir lágrimas en un laboratorio.

Lo que sí se sabe es que llorar de emoción, sobre todo por emociones dolorosas, es algo que todos los humanos, y solamente los humanos, hacemos.

Grito de ayuda

Volvamos al autobús, cuando estás de moco tendido en la escena en que Andy se despide de su fiel vaquero y, de paso, de su infancia. La señora de al lado que te ofreció un pañuelo ya está llorando también, no exactamente por Woody sino por verte a ti. Es fácil iniciar el llanto cuando vemos que alguien más lo está haciendo.

En humanos y otros primates, la parte del cerebro que se encarga de procesar las señales visuales es mucho más grande que en otros animales, por lo que probablemente evolucionó para leer expresiones faciales y otras pistas en la cara, como el enrojecimiento y las lágrimas corriendo por las mejillas. Cuando una persona ve a alguien llorando, la mayoría de las veces se le despiertan deseos de ayudar, de manera natural.

FUN FACT › La conexión entre las emociones que percibimos en los demás y cómo responde nuestro cuerpo a ellas es tan importante que se ha encontrado que la gente que se aplica bótox tiene menor capacidad de empatizar. Las inyecciones de esta toxina paralizan los músculos y, por lo tanto, la gente no puede hacer muchas expresiones con el rostro. En algunas investigaciones se ha visto que les es difícil reaccionar facialmente a las emociones de los demás, o sea que el contagio de la risa o del llanto no llega hasta la cara, y al parecer esto interfiere en la manera como perciben la emoción. El resultado es que tienen dificultades para reconocer cómo se sienten las demás personas.

El simple hecho de extenderte un pañuelo u ofrecerte un abrazo viene de algo que la mayoría de las personas siente al ver a alguien llorar: ganas de apoyar. En algunos experimentos se ha visto que esta intención es mayor cuando la otra persona tiene lágrimas que si sólo tiene un semblante afligido, pues a los primeros se les percibe como más indefensos y tristes, lo cual despierta simpatía.

Es probable que los beneficios del llanto en la salud tengan que ver más con este papel social que directamente con la producción de lágrimas. El apoyo social es un beneficio indirecto de llorar, y tenemos en el cerebro el cableado necesario para que así suceda.

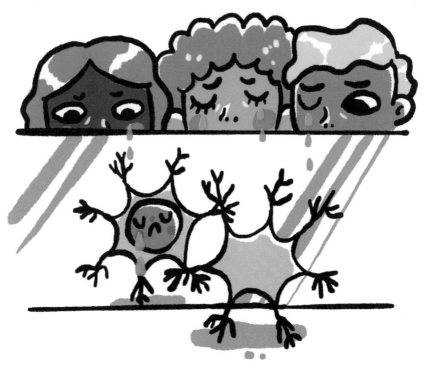

El que la risa sea contagiosa o nos den ganas de llorar al ver a otra persona haciéndolo tiene que ver con unas neuronas especiales llamadas espejo. Estas neuronas forman un sistema que se activa al ver una acción con la que podemos relacionarnos y empalman esa percepción con una acción. Son la base fisiológica de la empatía, y por lo tanto nos permiten entender conductas complejas de las demás personas y aprender a través de la imitación.

Los primates y en particular los humanos tenemos muy desarrollado el sistema de neuronas espejo, pues en nuestra evolución fueron muy importantes para el entendimiento emocional de los demás. Somos animales que viven en sociedades, y parece ser que una forma de comunicación eficiente, sobre todo para pedir ayuda, fueron las lágrimas.

Aunque, como bien sabemos, llorar no involucra nada más a este líquido. Ni siquiera es cuestión sólo de los ojos o del rostro. Gran parte de lo que identificamos como llanto, y mucho de lo que es más aparatoso, ocurre en otras partes del cuerpo.

Llorar con todo el cuerpo

Si el llanto fuera tan sólo lágrimas rodando por nuestras mejillas, nos libraríamos de bastantes penas, pero no. Temblorina, habla cortada, mocos, entre otras cosas, son característicos del llanto. Al llorar lo hacemos con varias partes del cuerpo.

(1) Cerebro. Todo empieza en el hipotálamo, una pequeña glándula encargada de la regulación emocional y otras conductas que trabaja de manera autónoma, es decir, sin que le importe nuestra voluntad. Al detonarse un impulso que nos mueve al llanto, el hipotálamo manda una señal para que un neurotransmisor llamado acetilcolina vaya al sistema lagrimal y comience la producción de lágrimas.

(2) Sistema nervioso autónomo. La señal química de que algo está pasando llega al sistema nervioso autónomo, que no entiende mucho de tramas, dramas ni demás enredos, por lo que percibe lo que ocurre como una amenaza, preparándose para actuar. Lo que sigue es una cascada de reacciones sobre la que no tenemos mucho control.

(3) Hormonas recorriendo el cuerpo. Se libera una serie de hormonas de estrés que llegan a diferentes partes del cuerpo, preparándolo para una de dos cosas: huir o pelear. En cualquiera de las dos opciones, ponerse al tiro es una prioridad, lo cual trae consecuencias sobre todo en el ritmo y la frecuencia cardiaca.

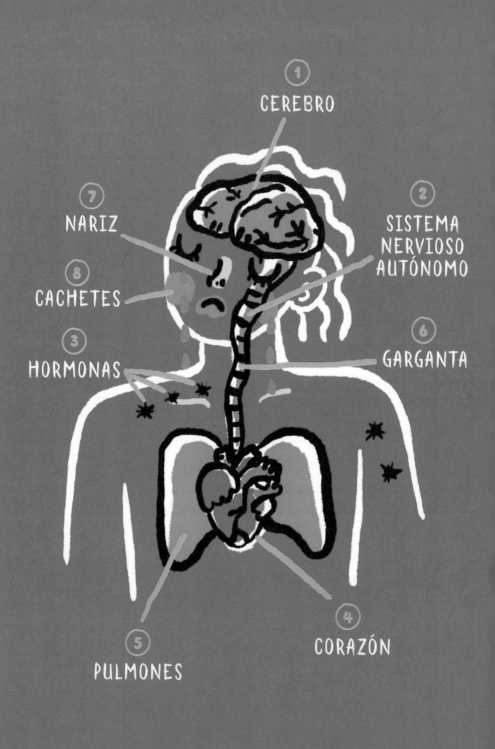

(4) Corazón. El ritmo cardiaco aumenta con el propósito de llevar más sangre oxigenada a los músculos. Esto hace que sientas que el corazón se te sale del pecho.

(5) Pulmones. La frecuencia respiratoria aumenta, pues es necesario más oxígeno en la sangre. Las palabras nos salen a tropezones, pues los pulmones le dan prioridad a la respiración, no a que compartas tus sentimientos.

(6) Garganta. Al ser necesario más aire, se ensancha la glotis, una membrana que regula la apertura de la garganta. Normalmente, esta tapita se abre para dejar pasar el aire de la laringe a los pulmones, y se cierra para prevenir que lo que tragas se vaya hacia allá. Cuando lloramos, el cuerpo necesita más aire, pero al mismo tiempo está produciendo lágrimas que se van por donde pueden, por ejemplo, a la nariz y a la garganta. El famoso "sapito" o nudo en la garganta es producto de la tensión muscular que aparece al tratar de mantener la glotis abierta y cerrada al mismo tiempo.

(7) Nariz. Llorar, por cualquiera que sea el motivo, frecuentemente está acompañado del penoso proceso de moquear. Algunas lágrimas salen de los ojos, pero la gran mayoría entra en el cuerpo a través del conducto lagrimal, un tubito que conecta las glándulas lacrimales con la nariz. Al producirse más lágrimas, muchas de ellas se convierten en mocos aguados al salir por este orificio.

(8) Cachetes. Otros efectos del llanto en el cuerpo, como el enrojecimiento de las mejillas y los dolores de cabeza, se deben a la producción y acumulación de lágrimas (con moco) en los senos, unas cavidades que tenemos en el cráneo. Cuando lloramos mucho, estos huecos literalmente se tapan, convirtiéndonos en un manojo de lágrimas o, en otras palabras, en una bola de mocos y agua.

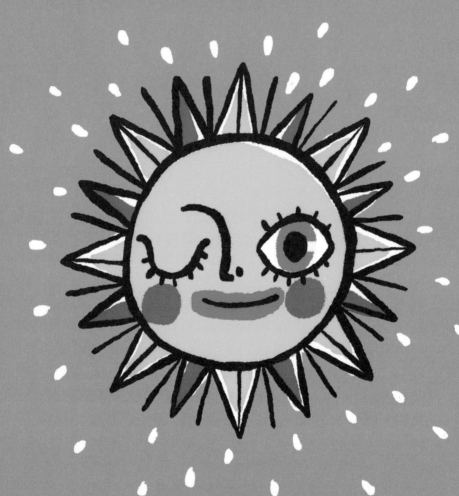

11

CUANDO CALIENTA EL SOL

Sin sol, simplemente no habría vida. Es así. De esta estrella depende el bienestar de todos los seres que habitamos la Tierra. Por otra parte, históricamente, los seres humanos han reverenciado al astro rey agradeciéndole todos los favores y la bonanza que trae a nosotros.

Sí, sí. Qué bonito el sol. ¡Viva, viva!

Todo es maravilloso hasta que estás en la playa, te quedas dormido al exterior y te da un poquito más de sol del que tu cuerpo puede tolerar y te metes una ardida de vete al demonio y todo es dolor y enrojecimiento y ardor e inflamación. Independientemente del malestar temporal que la quemadura solar implica, exponerse demasiado al sol es dañino para la salud por muchas razones.

Así que no, no todo es bienestar y bonanza. El sol tiene implicaciones tanto negativas como positivas para nosotros y nuestra salud, y en este capítulo te platicaremos las principales.

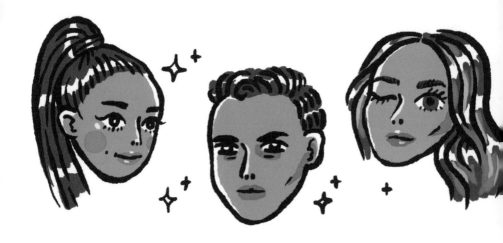

Bronceado acapulqueño: ¿ángel o demonio?

Una que es de piel rosada como Babe el puerquito valiente y para acabarla de amolar, sensible, no entiende el placer de echarse al sol hasta que la piel alcance ese color dorado como de pollito rostizado tan cotizado por los turistas que visitan las playas alrededor del mundo. Para qué, si una nunca se broncea y sólo adquiere un tono rojo intenso que además de no ser favorecedor es también doloroso.

Sin embargo, la gente que sí tiene la capacidad de dorar su piel suele sentir que si no regresa de la playa pareciendo Cameron Díaz o Roberto Palazuelos, sus vacaciones no contaron. Ahora bien, estamos seguras de que pocos de ellos conocen la razón fisiológica de su bronceado o el proceso químico por el cual la piel se dora.

Resulta que el bronceado es, en realidad, un elemento protector. Es el escudo natural que desarrolla nuestro cuerpo contra la radiación ultravioleta, responsable de las quemaduras solares, que son en realidad un daño a los tejidos cutáneos, y, más a largo plazo, del cáncer de piel.

Al entrar en contacto con los rayos uv, algunas de nuestras células de la piel comienzan a producir un pigmento llamado melanina, que absorbe la radiación y se oscurece gracias al proceso de oxidación. Mientras más radiación nos llega, más de estas células migran hacia la superficie de la piel y producen más melanina; si este proceso continúa, ¡pum!: te conviertes en Luis Miguel. Esto sucede para evitar que la radiación penetre hacia capas más profundas de la piel y las dañe. Así que, a grandes rasgos y a simple vista, todo va bien con el bronceado. Pero no es tan sencillo.

La melanina también puede causar daños, dependiendo de qué tipo se produzca. Hay tres variedades: la feomelanina, la eumelanina y la neuromelanina. Esta última se encuentra en el cerebro y nadie tiene muy claro para qué sirve, así que ignorémosla para enfocarnos en las otras dos, que podemos encontrar en la piel y el pelo, y que son responsables del color que estas partes del cuerpo tienen y de que tengamos o no pecas. La eumelanina puede ser café o negra, y mientras más haya más oscura será la piel de un individuo. Ésta es la melanina "buena", por decirlo de alguna manera, pues absorbe la radiación uv y nos protege. En cambio, la feomelanina es la responsable de que haya gente con cabello rubio o rojo, y produce colores de piel más claros. Este tipo de pigmento absorbe de manera muy débil la radiación uv y, peor tantito, hace que la piel sea más sensible al sol y que envejezca más rápidamente.

Quiúbole con la radiación

La radiación ultravioleta es una lata. Sus efectos visibles son, como vimos, el bronceado, las pecas y las quemaduras solares, pero el daño invisible que causa es lo verdaderamente preocupante. Por ejemplo, puede dañar el adn de las células de la piel, lo que ocasiona mutaciones que pueden desencadenar el desarrollo de cáncer en este órgano. Además, puede dañar nuestros ojos, principalmente la retina, la córnea y el lente (por eso, y para vernos como rebeldes sin causa, usamos lentes oscuros). Asimismo, lastima nuestras fibras de colágeno, lo que ocasiona el envejecimiento de la piel.

Hay dos tipos de radiación UV relevantes para este capítulo: la UVA, que penetra profundamente en nuestro cuerpo y contribuye a la aparición de manchas y arrugas, además de favorecer algunos tipos de cáncer; y la UVB, que causa quemaduras y varios tipos de cáncer.

Sin embargo, la radiación UV tiene su lado bueno, ya que hace que produzcamos vitamina D (de la que hablaremos más adelante).

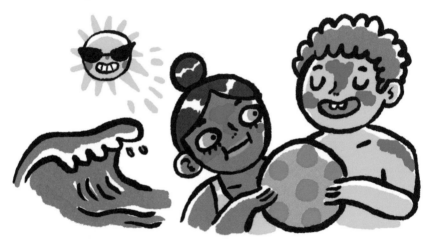

La quemadura: verano peligroso

Entonces. La radiación UV en exceso causa que nuestra piel se queme. Dependiendo de la exposición y de las características de nuestra piel, la quemadura aparece más o menos rápido, pero al final del día, cuando la hay, causa dolor, cansancio y mareos. Como la radiación daña las células, éstas mandan señales a nuestro cerebro diciéndole: "¡Hey, tú, estoy lastimada, activemos los receptores del dolor"; una aspirina puede ayudar con esto, pero la reparación verdadera la lleva a cabo el mismo cuerpo.

Hay que remover las células lesionadas y muertas; para ello, los vasos sanguíneos se expanden y empieza a fluir más sangre hacia el área afectada, cosa que hace que la piel se ponga roja y calientita. En un par de días, quizás con un poco de descarapelamiento de por medio, la piel volverá a la normalidad. Sin embargo, el daño no se quita del todo. Si fuiste como nosotras y te quemaste irresponsablemente de niño y adolescente, tu riesgo de padecer cáncer de piel en la edad adulta es mayor, ya que hay más tiempo para que el melanoma mutante pueda desarrollarse a lo largo de tu vida.

El protector solar

"A buena hora me vienen a decir que me va a dar cáncer porque fui un niño loquillo y corría libremente por la playa sin dejar que mi mamá me embarrara protector", estarás pensando ahora. Si bien no tiene caso llorar sobre la leche derramada (perdón por el refrán de tías), más vale tarde que nunca, ya que incluso quemarse tan sólo una o dos veces al año multiplica el riesgo de contraer cáncer de piel, así que ¡ponte protector solar, mijito!

Este producto puede evitarte varios de los efectos negativos de la radiación uv, ya sea reflejando o dispersando la luz de la piel, o bien absorbiendo dicha radiación para que nuestra piel no tenga que hacerlo, dependiendo de los compuestos químicos que contenga tu marca preferida.

El factor de protección solar de estos productos (spf, por sus siglas en inglés) es algo que tienes que tomar en cuenta. Es un número que hace referencia a qué tan bien protege la sustancia contra un tipo particular de radiación uv, la uvb. Para asegurarte de que estás protegido también de los uva, debes procurar usar un protector que sea de amplio espectro. Ahora, el número no es un indicador del poder, digamos, de tu producto: lo que hace es indicar cuánto tiempo tienes antes de que tu piel comience a quemarse. Un producto con spf 5, por ejemplo, te permite permanecer en

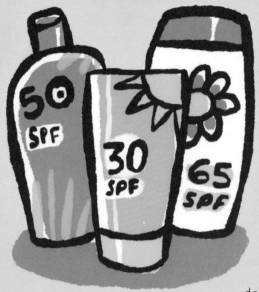

el sol cinco veces más de lo que podrías estar sin aplicarte nada; uno con SPF de 40, por ejemplo, te ofrece 40 veces más protección que la que tendrías naturalmente. Lo que es real es que a más SPF, más rayos del sol se bloquean; uno de 15 bloquea el 93% de los rayos mientras que uno de 30 bloquea el 97%. Ninguno bloquea el 100%, de ahí que funcione como un indicador del tiempo que tienes antes de comenzar a enrojecer. Los protectores sólo tienen una efectividad aumentada hasta el SPF 50: no hay evidencias de que los de SPF mayor a 50 sean más efectivos (y por lo general suelen ser carísimos, entonces no te dejes engañar con la seductora promesa de una mayor protección). Lo ideal es jugarla a la segura y reaplicar el protector cada dos horas, independientemente de su SPF; no vaya a ser que por tallarte o sudar te lo quites y te quemes. Y para mayor seguridad, usa un sombrero y, si puedes, ropa para evitar en la medida de lo posible exponerte al sol.

El sol (el sol) ya no brilla como antes lo hacía a mi alrededor

Es cierto. Brilla peor. Con esto nos referimos a que desde hace algunos años hay una mayor cantidad de radiación UV que entra en la Tierra. ¿La razón? Tu pelo ochentero, entre otras cosas. ¿Recuerdas haber escuchado el nombre de Mario Molina, el premio Nobel de química mexicano? Él, junto con un equipo de investigación, ganó dicho premio por descubrir, para hacerte el cuento corto, que los clorofluorocarbonos (CFC), una familia de compuestos presentes en aerosoles (como los de tu spray de pelo Alberto VO5), solventes y refrigerantes, destruían las moléculas de ozono atmosférico al entrar en contacto con ellas. Estas moléculas son algo así como el protector solar de la atmósfera, SPF millones: bloquean el paso de los rayos UV hacia la Tierra. Pero si el ozono se destruye, esta radiación entra libremente a quemar tu pobrecita piel. Hay otros compuestos que tienen el mismo efecto en el ozono atmosférico, pero el uso de todos ellos se restringió a raíz de la aceptación del Protocolo de Montreal, que se firmó en 1987. Después de ratificarlo, las naciones industrializadas que producían estos compuestos a gran escala han dejado poco a poco de utilizarlos. Sin embargo, el daño permanece; se calcula que las moléculas destructoras del ozono seguirán en la atmósfera algunas décadas más. Esto quiere decir que tú y tus hijos (y nietos, por si las dudas) tendrán que cuidarse del sol mucho más que tus abuelos.

No todo está mal: la vitamina D

Después de lo dicho en este capítulo, tal vez estés pensando que nada vale la pena, que te volverás darks y que sólo saldrás de noche; que el riesgo supera a los beneficios, pare de sufrir, etcétera, etcétera. Una vez más, no es tan sencillo.

Resulta que para que nuestras funciones corporales se realicen de forma adecuada, necesitamos consumir vitaminas. Éstas son una serie de compuestos esenciales para el crecimiento y mantenimiento de nuestro cuerpo que, sin embargo, éste no puede producir, por lo que necesitamos obtenerlas de fuentes externas.

Hay una excepción, la vitamina D, que nuestro cuerpo sí puede producir, pero no por sí sólo: necesitamos sol para poder sintetizarla.

La radiación UVB modifica un tipo de colesterol que tenemos en la piel y lo convierte en el precursor de la vitamina D, que a su vez es transformado en la sustancia útil para nosotros en el hígado y los riñones. Esta vitamina es fundamental, ya que nos ayuda a mantener los huesos sanos al aumentar la cantidad de calcio que absorbe el intestino; sin ella, el cuerpo sólo absorbe entre 10 y 15% del calcio ingerido, y esto puede ocasionar problemas óseos como el raquitismo, la osteomalacia y la osteoporosis.

¿Qué hacer, entonces? ¿Sol o no sol?

Considerando que hay mucha gente que vive en zonas donde durante una parte considerable del año no hay mucha luz solar, que hay quienes vivimos cubiertos de protector solar y que los médicos recomiendan con cada vez mayor frecuencia evitar el sol, debemos complementar la cantidad de vitamina D que nuestro cuerpo produce con fuentes externas. Ésta se encuentra en el pescado, los mariscos y la yema de huevo, además de que la leche y algunos yogures, panes, jugos y cereales suelen estar fortificados con este compuesto. Otra opción es tomar suplementos.

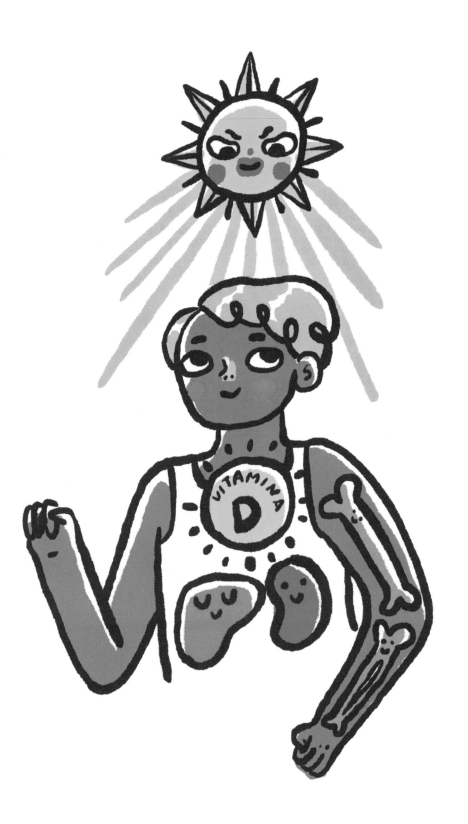

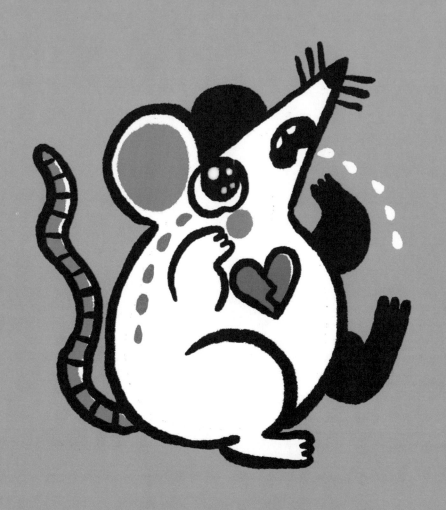

12

AMOR es...

Ésta es una historia de romance. Y de ratones.
Porque, como ya les hemos comentado hasta el
cansancio, los ratones son la especie elegida para sufrir
por nuestra experimentación para así conocer más de
nosotros mismos. En los tres actos de esta historia un
ratón sufrirá mucho, pero no por los experimentos que
se habrán hecho con él. El ratón sufrirá de lo mero bueno,
de lo que realmente llega, de lo que todos hemos sufrido:
el ratón de esta historia sufrirá de amor.
(Y al final se volverá rico, pero ya llegaremos a eso.)

¿Qué es el amor?

Hace algunas décadas, en el México setentero, existió un álbum de estampitas Panini muy popular que daba variadas respuestas a la milenaria pregunta: "Amor es...". De hecho, así se llamaba. De manera un tanto desconcertante, parejas de ¿niños? en cueros representaban diversas escenas y frases donde se ejemplificaba lo que, supuestamente, el amor es. En uno de esos álbumes roído, humedecido y erosionado por el tiempo, es donde nació y creció Ratino.

Durante toda su infancia, Ratino aprendió sobre las relaciones y el amor en, sobre, desde, con (y otras preposiciones más) el álbum ilustrado. Pobre Ratino, pues cuando creció y era un joven ratoncito viviendo feliz en las cloacas, conoció a Ratina y sintió, según él, amor.

Pero, Ratino y álbum ilustrado aparte, ¿qué es el amor?

El amor puede ser muchas cosas, y la forma de definirlo ha cambiado según culturas y épocas. Desde hace unos años, la ciencia ha querido tener algo que decir en este asunto. Desde el punto de vista científico, el amor es un fenómeno neurológico relacionado con procesos límbicos que ocurren en una parte del cerebro que regula las emociones, el comportamiento, la motivación y la formación de recuerdos.

La atracción, la pasión desenfrenada, las mariposas en el estómago, la desilusión, el enojo y todas esas acciones, pensamientos y emociones que hacen que te puedas identificar penosamente con cualquier telenovela están mediadas por neurotransmisores. Los más importantes para eso que llamamos amor son la dopamina, la serotonina y la oxitocina; tres moléculas de las que Ratino fue presa a partir del momento en que vio por vez primera a Ratina.

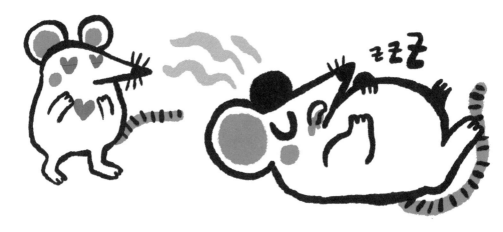

Primer acto: atracción irracional

Un día, mientras Ratina paseaba por las cloacas de su colonia, olió algo (o más bien a alguien) nuevo. Un aroma irresistible que le hizo seguir el tufo hasta verlo ahí, comiendo los restos de lo que parecía haber sido un pollo asado. Ratina se sintió prendada instantáneamente, y pensó: "¿Quién hubiera podido predecir tal atracción irracional hacia este ratoncito, a quien nunca antes había visto?".

En algo de su reflexión Ratina estuvo en lo correcto: la atracción es irracional, ya que no es un proceso mediado por las partes del cerebro que generan acciones conscientes. Pero Ratina se equivocó en calificar como impredecible a la atracción. Quién nos gustará es algo que más o menos se puede pronosticar, todo gracias al olor.

Desde el punto de vista de la evolución, hay una razón especial por la cual a Ratina le haya gustado mucho Ratino nomás de olerlo: el aroma personal indica qué tan sanos podrían ser los hijos que se engendrarán con cada persona. Ratina se siente más atraída hacia individuos cuyo olor le informe que sus genes, en combinación con los de ella, serán una mezcla ganadora. En términos muy generales, una mezcla ganadora significa que los hijitos tendrán una alta diversidad genética. El amor no empieza por el estómago, sino por la nariz.

Todos los animales vertebrados, incluidos tú, nosotras, Ratina y Ratino, tenemos algo llamado complejo mayor de histocompatibilidad (de cariño le vamos a decir CMH). El CMH es un grupo de genes que producen proteínas esenciales para que el sistema inmune reconozca sustancias o agentes que podrían ser patógenos, y pueda avisar a otras células para que ataquen de manera apropiada. Las variantes genéticas del CMH influyen en este reconocimiento inmune, así como en la susceptibilidad a infecciones, enfermedades autoinmunes, éxito de los embarazos y... el aroma personal.

Entre más diversidad de genes de CMH tenga alguien, su sistema inmune responderá mejor ante infecciones y enfermedades. Para que una persona tenga alta diversidad en sus genes, o sea, genes variaditos, sus padres tienen que haberle heredado genes diferentes. El cerebro puede reconocer, por medio del aroma, quiénes tienen genes de CMH diferentes a los suyos, y entonces iniciar con una cascada que hace que miremos coquetamente o nos tropecemos penosamente, dependiendo de qué tan diestros somos en las artes de la atracción.

Sabemos esto gracias a experimentos un tanto asquerosos que involucran a hombres usando la misma camiseta durante varios días, y mujeres oliendo esas camisetas. Se ha visto que las mujeres se sienten más atraídas a los hombres que tienen genes de CMH más diferentes que los de ellas. Se cree que esto es porque la atracción ha evolucionado de forma que podamos oler (inconscientemente) a posibles parejas que nos darán hijos más sanos.

Ratina, siendo una ratoncita bastante segura de sí misma, inició el contacto visual con Ratino. Cuando éste por fin se dio cuenta, y gracias a los CMH tan distintos entre ambos, para intercambiar teléfonos iniciaron una torpe conversación que según ellos fluyó como ninguna otra. Sintieron que había química (la cual de hecho sí hubo, pues los genes, las proteínas y, por lo tanto, la atracción, son, al fin y al cabo, pura química).

Después de un par de semanas de estarse frecuentando y sosteniendo pláticas por WhatsApp llenas de emojis de changuitos tapándose los ojos, Ratina y Ratino están absolutamente chiflados. O, en otras palabras, están enamorados.

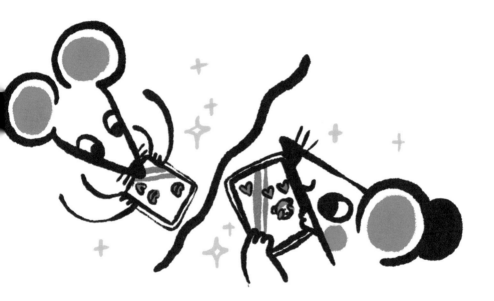

Segundo acto: chispas y cortocircuitos

Ratina y Ratino están iniciando una relación. Se sienten muy bien, pero también se sienten muy mal: les duele la panza si pasan más de dos minutos sin recibir una respuesta del otro, sienten celos al imaginarse situaciones que no están ocurriendo, tienen ansiedad cuando piensan en la posibilidad de que el otro no les quiera.

Ratina siente que quiere estar todo el tiempo con Ratino. Su estado de ánimo va de la euforia al desinterés absoluto

(de cualquier cosa menos de Ratino), de sentirse súper segura de sí misma a tener dudas de cualquier paso que da (especialmente si tiene que ver con llamar a Ratino antes de que él la llame a ella). Ratino pasa de la alegría a la tristeza, dependiendo en gran parte de lo que Ratina haga o diga.

Son muchas las similitudes entre el amor y algunos desórdenes como la depresión, el trastorno obsesivo compulsivo y el bipolar. No es de extrañar, pues en estos cuatro padecimientos son la dopamina y la serotonina quienes causan los cortocircuitos. La dopamina es la hormona neurotransmisora responsable de muchas cosas que nos hacen sentir bien. O mejor dicho, muchas de las cosas que nos hacen sentir bien en realidad son única y exclusivamente dopamina, que se libera ante la expectativa de placer. Nos da emoción y excitación cuando lo que queremos va a ocurrir, y poco a poco va modificando nuestro actuar.

En el cerebro, las redes neuronales asociadas con la dopamina van entrenándose de forma tal que, si algo hace que haya un subidón de este neurotransmisor, nuestro comportamiento se reprograma para obtener ese algo con mayor frecuencia y avidez. El cerebro y la dopamina fomentan que deseemos, busquemos, queramos, ansiemos y se nos antojen cosas, así que también nos brindan motivación y energía para buscarlas, lo cual es súper importante en ciertas actividades esenciales para la vida, como comer y socializar.

Pero no siempre lo que se nos antoja y gusta es bueno.

La dopamina es lo que hace que se te antoje muchísimo comerte un pastel de chocolate entero (aunque sepas que te hará daño), o llegar a tu casa a ver ininterrumpidamente la serie de Luis Miguel (aunque sepas que es muy mala), o ver a tu galán (aunque sepas que estás atrapada en un caso de "amiga, date cuenta"). La dopamina provoca que Ratina y Ratino se sientan súper motivados cuando reciben del otro lo que esperan, así sea un emoji. En todos estos casos, las consecuencias de la dopamina no pasan de un retortijón (estomacal, mental o emocional, respectivamente). Pero en otros casos las consecuencias pueden ser muy dañinas.

Muchas drogas adictivas, como la cocaína y la nicotina, incrementan los niveles de dopamina en el cerebro, y pueden causar adicción. De hecho, cualquier sustancia, actividad o persona pueden provocar lo mismo. Es común la adicción al azúcar, a los videojuegos o al amor representado por una persona en particular.

DOPAMINA

En ese comportamiento adictivo es en el que cayó Ratino por Ratina. Influenciado por todas esas estampitas de "Amor es..." que le hicieron creer que el amor es "llamarse el uno al otro por nombres tontos", "sentirte mal del estómago cuando está enojada contigo" y "ver por todas partes su cara"; Ratino presiona a Ratina y quiere verla todo el tiempo. Le dice "mi puchunguita" y otras frases que a ella le parecen ridículas y le dan pena. La "defiende" de la mirada de otros machos. Le reclama porque a Ratina no le duele la panza cuando él se enoja con ella.

Ratina, claramente, se cansa de esta situación. En el cerebro de la ratona ver a Ratino ya no causa ningún subidón de dopamina. Así como con el azúcar o la cocaína, el cerebro se acostumbra a las entradas constantes de aquello que le causa placer, y cada vez necesita más para obtenerlo. Lo malo es que no se puede tener más de una persona, especialmente cuando esa persona ya te hartó. Como para muchas personas, para Ratina la falta de dopamina marcó el fin del amor.

Ratino no lo tomó nada bien. El amor romántico se parece mucho a una adicción: con sus subidones, pero también con sus bajones. Mucho del bajón está explicado por otro neurotransmisor: la serotonina. Esta sustancia ayuda a regular el sueño, el hambre, el humor e inhibe el dolor.

La serotonina está detrás de las sensaciones de bienestar y felicidad. Por eso es el neurotransmisor en la mira de los antidepresivos como el Prozac, que hace que la serotonina se acumule o se quede más tiempo en el cerebro. De Prozac podrían beneficiarse los enamorados, pues una de las consecuencias de estar en ese estado es, paradójicamente, un bajón generalizado de serotonina.

El amor usualmente es pintado como miel sobre hojuelas, pero si hacemos un viaje por los recuerdos de las veces que hemos estado enamorados, lo cierto es que se siente medio feo casi todo el tiempo: dolores de panza, insomnio, pensar que la vida se acabará porque nos aparecieron desde hace horas las dos palomitas azules y aún no hay respuesta... En todos estos pesares está interviniendo la falta de serotonina.

Los niveles de serotonina de personas enamoradas son comparables con aquellos de las personas con trastorno obsesivo compulsivo, que son aproximadamente 40% menores a los de gente que no sufre de ninguno de los dos (ni de amor ni de TOC). Esto, en combinación con lo que ocurre gracias a la dopamina, forma el coctel explosivo al que llamamos "amor", pero también al que llamamos desamor con todas sus consecuencias, entre ellas la cantidad de osos por los que estamos dispuestos a pasar.

En el cerebro de Ratino, todavía enamorado, pero también dolido ante la noticia de que ya no tenía novia, se activaron regiones asociadas con un profundo apego, así como regiones que responden al dolor físico, la ansiedad y el estrés. Como arbolito de Navidad, en su cabecita se activaron también las zonas de la adicción y del ansia, mediadas por la dopamina. Ratino se la estaba pasando fatal, sintiendo mucho amor y mucho rechazo al mismo tiempo, con dolor físico y mental, y deprimido y obsesionado gracias a su poca producción de serotonina.

Esto explica que durante un pico alto de dopamina haya decidido arriesgarse a mandarle a Ratina un mensaje a las 3 am de que por favor volvieran, para después, a las 3:15 a. m., con la serotonina en un récord de bajón, escribirle que no, que no volvieran porque él era un pelele bueno para nada y ella merecía alguien mejor; y luego, más tarde, presa de nuevo de la dopamina, pero ahora en forma de enojo, rematar con un "Perdón, me equivoqué, la pelele eres tú".

Ratino se entregó totalmente a su química cerebral. Sufrió como nunca antes había sufrido. Lloró, pataleó, incluso escuchó

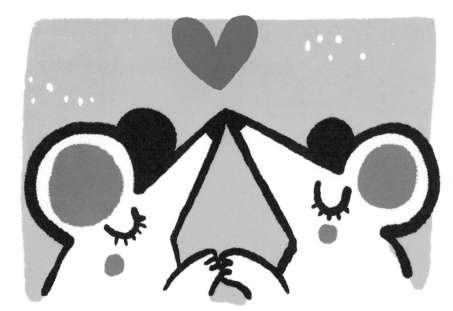

PRIMER ACTO

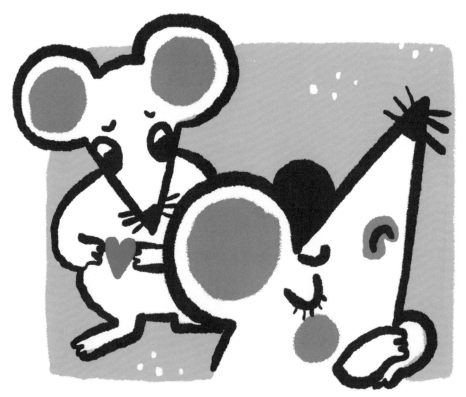

SEGUNDO ACTO

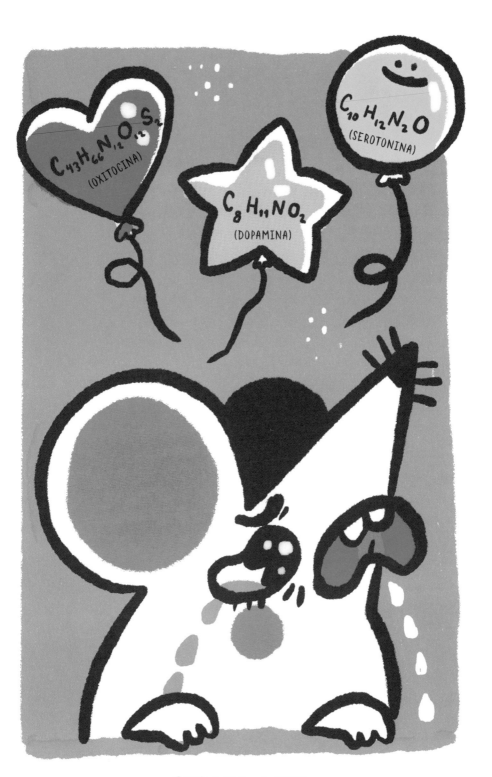

TERCER ACTO

canciones de Arjona (¡y hasta le llegaron!). Pero después de un par de meses, varias lecturas de autoayuda y un viaje espiritual, Ratino llegó a entender que otros tipos de amor son posibles, y probablemente más sanos.

Tercer acto: el amor no romántico

El descubrimiento personal de Ratino fue el siguiente: si dejamos atrás la definición de amor romántico que ocurre entre parejas, nos encontramos con un concepto más amplio y, según Ratino, completo, en el cual caben vínculos de amor entre padres e hijos, entre amigos, o en cualquier tipo de intimidad, incluso entre diferentes especies.

Ratino escribió un libro sobre el asunto y se volvió millonario. Aunque ciertamente nada de lo que escribió Ratino es nuevo para la ciencia.

Sabemos que los sentimientos de cercanía y vínculo que describe Ratino están mediados por una hormona que no causa chispas ni destrozos como la serotonina y la dopamina. La oxitocina es la hormona responsable de que sintamos conexión y unión con los demás. Provoca que sintamos afecto y cercanía por los otros, refuerza los sentimientos positivos ya existentes, y por lo tanto ayuda a que las relaciones, del tipo que sean, perduren en el tiempo.

La oxitocina abunda en el hipotálamo, una parte del cerebro particularmente importante para las conductas de parentaje y apego (entre muchas otras). Tiene varias funciones; por ejemplo, ayuda a que se den las contracciones uterinas durante el parto, estimula la producción de leche durante la lactancia, fortalece el vínculo madre-hijo y la interacción social entre personas, reduce la ansiedad y fomenta el vínculo madre (o padre)-perrhijo. Por eso se libera oxitocina durante todas las actividades en las que lo anterior se vea involucrado (por ejemplo, al abrazar y ver a los ojos).

La oxitocina también ayuda a regular la ansiedad, el humor y la agresión, así que vuelve a cualquier mamífero más social y afectuoso.

Puede que este tipo de amor no suene tan emocionante, pero definitivamente se siente mejor. El amor mediado por la oxitocina da bienestar y felicidad, no sólo al recibirlo, sino también al darlo. Y si pensamos que lo mejor de la oxitocina es que también se libera durante los orgasmos, el amor mediado por esta hormona resulta más interesante.

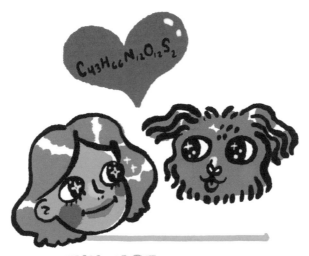

FUN FACT ▸ Amor de perrhijo

El mirarse profundamente a los ojos no sólo incrementa la oxitocina entre humanos, sino también entre humanos y perros. Cuando un perro ve a un humano a los ojos, se desata una cadena hormonal parecida a la de los infantes con sus padres, que en los humanos provoca la liberación de oxitocina y genera un loop de amor hormonal entre ambas especies. Esto puede explicar que durante su domesticación los perros se hayan vuelto una compañía tan cercana a nuestra especie, y que actualmente se formen fuertes lazos emocionales con estas mascotas.

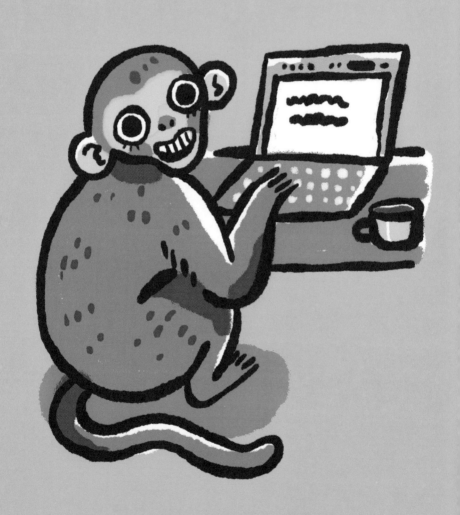

13

NUESTRO CUERPO, PURO ERROR EVOLUTIVO

Muchos, por el simple y vano hecho de ser humanos, nos sentimos la cúspide de la creación. Superiores a cualquier otro animal (porque sí, somos animales), y en el extremo ganador de la cadena evolutiva. En realidad, ni somos producto de una creación, ni somos superiores, y no existe una cadena evolutiva como tal (la evolución se parece más a un árbol con muchas ramas que a una línea recta). Nuestros cuerpos son un templo, sí, pero de lo increíblemente mal que estamos hechos, y eso, aunque puede ser triste, es una gran evidencia de la evolución.

¿Qué no es la evolución?

La evolución no es ese proceso que transformó a un mono encorvado en un oficinista, pasando por varias etapas cavernícolas cada vez más erguidas y menos peludas, según la imagen que has visto en las camisetas y tazas de tus amigos más ñoños. Esta clásica imagen de la evolución humana es tan conocida como imprecisa.

Como veremos en este capítulo, la evolución no significa progreso, no se dirige hacia ningún lugar, produce muchísimas imperfecciones y definitivamente no hizo de los humanos la cúspide de la creación. En cambio, es algo que ocurre normalmente en la naturaleza y produce cambios en el tiempo, pero sin un rumbo ni meta fija. Y una de las mejores pruebas de esto son nuestros achacosos cuerpos.

Puesto en términos muy simples, la evolución es el cambio que ocurre en las características de las poblaciones o especies a través del tiempo. Aquí cabe *cualquier* tipo de cambio. Por ejemplo, si en la generación de nuestros bisabuelos la gente era más chaparra y ahora en promedio somos más altos, si las bacterias son más resistentes que antes a un antibiótico, o si cierto grupo de aves tiene un pico distinto al de sus parientes más cercanos.

Uno de los mecanismos más importantes para que ocurran estos cambios es la selección natural, un proceso al que bien podríamos atribuirle la mente de un adolescente, pues le interesa, sobre todo, el sexo.

Si observas una población de la especie que sea, te puedes dar cuenta de que no todos los individuos son iguales. Estas diferencias, que pueden ser muy sutiles, les dan diferentes aptitudes para sobrevivir y tener hijos. En otras palabras, a algunos les va mejor en el baile. Aquéllos a los que les fue mejor que a los demás dejarán más hijos, así que en la siguiente generación habrá más individuos con esas características que les permitieron tener más éxito sexual. La selección natural es ese proceso, donde lo más importante es quién logró dejar más descendencia y propagó, con ella, sus rasgos heredables.

En ese sentido, hay muchas características únicas que les permiten a las especies adaptarse a los ambientes donde han evolucionado, y eso puede dar la apariencia de que están diseñadas a la perfección. Pero si le rascamos un poquito, comienzan a salir "errores". Hay cosas muy extrañas que ni de lejos se habrían puesto ahí de haber sido planeadas o diseñadas. Por ejemplo, que el lugar por donde salen los bebés esté tan cerca del lugar por donde sale la caca. O que el tubo por donde entra el aire para respirar sea el mismo que por donde entra comida.

Las diferentes variaciones aparecen en las especies por un proceso azaroso que nada tiene que ver con el ambiente: la mutación. Ésta ocurre todo el tiempo, y no hay forma de predecir cómo va a modificar a las especies, y tampoco podemos pedirle que quite cosas nomás porque ya no nos funcionan. Digamos que la mutación se manda sola. Es por esto que el cambio evolutivo es impredecible y, sobre todo, imperfecto. Sin embargo, ese camino lleno de tumbos nos ha traído hasta donde estamos, y si de algo sirve como consuelo, nos ayuda a entender varios de los dolores que sufrimos día a día.

Dolores de pies a cabeza

Comencemos de abajo hacia arriba, por los pies. Particularmente, los pies humanos durante un concierto de rock. Probablemente se vean botas, algunos despistados con sandalias o tacones, y seguramente muchos, muchos Converse. Después de horas de estar parados en el concierto y tras recorrer largas distancias hacia alguna salida viable, las personas que portan esos tenis que podrían describirse como clásicos, tal vez estilosos, pero sobre todo planos, encontrarán al final de esa experiencia musical calambres o al menos dolor en los pies.

Si bien los zapatos planos y estar parados durante horas no ayudan en nada, la culpa de estos dolores en realidad la tiene la evolución.

Caminar en dos patas ciertamente fue un parteaguas en la historia evolutiva humana. Nos trajo muchas ventajas, sobre todo manos libres que se ocuparon en fabricar herramientas, cargar chamacos durante los viajes y otras ociosidades. El bipedalismo es sin duda una de las características que revolucionó a nuestra especie, pero hubo varios precios que pagar.

Uno de estos costos lo cargan los pies. Pensemos en cualquier mono, por ejemplo, un chimpancé. Utiliza tanto manos como pies de formas muy versátiles, agarrando cosas con ellos y usándolos para moverse entre las ramas. En los humanos los pies nos sirven única y exclusivamente para caminar, y para mucha gente esto ni siquiera ocurre decentemente.

Los arcos de los pies son la adaptación clave que permitió a los humanos caminar y correr en dos patas. De sostener el

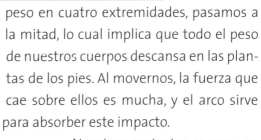

peso en cuatro extremidades, pasamos a la mitad, lo cual implica que todo el peso de nuestros cuerpos descansa en las plantas de los pies. Al movernos, la fuerza que cae sobre ellos es mucha, y el arco sirve para absorber este impacto.

Nuestros parientes monos, en cambio, no tienen arcos, como tampoco los tenían los ancestros que compartimos con ellos. Sus pies son estructuras flexibles que se pueden agarrar hábilmente de los árboles. Logran hacer esto porque están compuestos de 26 huesitos que les dan un gran rango de movimientos en los pies. Y gracias a este pasado de pies flexibles es que ahora tenemos problemas en los conciertos de rock.

Una más de las virtudes del pie humano, además del arco, es su rigidez. Los pies son el soporte e impulso de nuestros cuerpos, por lo que su firmeza es básica para que esto ocurra. Pero como no todo puede ser perfecto, especialmente aquello que es producto de la evolución, nuestros pies están también compuestos de 26 huesos que durante millones de años se han ido acomodando lo mejor que se puede para ser una estructura estable, sólida y firme. A pesar de los millones de años de evolución, hoy en día sigue siendo fácil que estos huesos se muevan, pierdan firmeza y desencadenen una serie de calamidades pedestres: tendinitis, caída del arco, tobillos frágiles, etcétera.

Y de ahí para arriba, los dolores siguen subiendo.

Además de nuestro erguido andar, otra de las características humanas que nos hace sentir extrañamente orgullosos es la cabeza. Esta parte de nuestro cuerpo puede llegar a pesar hasta cinco kilos. En otras palabras: somos animales hipercabezones. Comparado con el de otros animales, el cerebro humano es muy grande, y eso está relacionado con nuestras habilidades cognitivas, que nos hacen pensar que somos tan especiales. A pesar de esta capacidad de raciocinio, pocos reflexionan sobre lo complicado, molesto e incluso riesgoso que resulta tener cabezotas.

La espina dorsal es la encargada de sostener y balancear la cabeza. Treinta y tres vértebras y 23 discos logran un equilibrio algo inestable para mantener la cabeza en su lugar. Es como si intentaras balancear una patona de ron en una hilera vertical

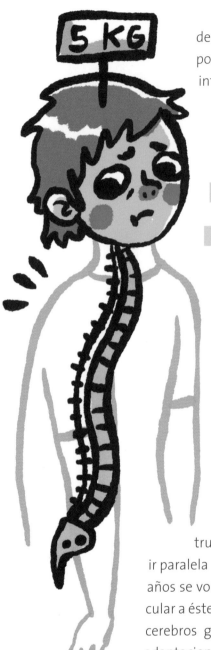

de caballitos: es una mala idea, tanto por estar en el tipo de fiesta donde intentar eso pareciera una buena idea, como por la dificultad de lograrlo.

La curvatura de la espalda, esa "S" que se forma en la parte baja, es necesaria para que nuestra cabeza y torso puedan mantener el equilibrio. Esta curva y el peso de la cabeza crean mucha presión sobre las vértebras y los músculos de la espalda, lo que ocasiona una serie de problemas como escoliosis, hernias de disco, fracturas espontáneas de vértebras y, muy frecuentemente, dolor de espalda.

De manera similar a lo que ocurre con los pies, la espalda humana se modificó radicalmente a partir de nuestros ancestros cuadrúpedos. Una estructura que estaba adaptada para ir paralela al piso, en unos pocos millones de años se volteó 90 grados y quedó perpendicular a éste. Caminar en dos patas y nuestros cerebros gigantes son dos de las grandes adaptaciones humanas, pero también dos de las mayores complicaciones. Y esto nos lleva a la madre de todos los problemas: parir.

Durante el curso de nuestra evolución en esta especie bípeda y cabezona, una serie de estructuras anatómicas fue modificándose para permitirnos mover más ágilmente nuestro cuerpo, para cazar o huir de los depredadores y hoy en día, cantar y bailar al mismo tiempo (o al menos intentarlo).

La pelvis fue una de estas estructuras que cambió radicalmente. Caminar erguidos moviendo de un lado a otro cuatro largas extremidades, y además sin caerse, se logró con una pelvis más estrecha. Pero la pelvis cumple otra función súper importante, que es parir, para lo cual que sea angosta no parece muy buena estrategia. Sobre todo, si lo que los humanos cabezones parimos son bebés humanos cabezones.

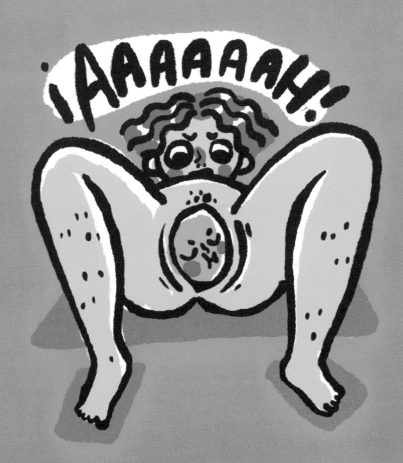

No es casualidad que hoy en día el parto siga siendo la se-gunda causa de muerte para mujeres en edad reproductiva a escala mundial. Comparados con los chimpancés, nacemos del doble de tamaño en relación con el tamaño de la madre. En el peor de los casos, parir es mortal, y en el mejor es incómodo, doloroso y muchas veces complicado.

La manera en que un bebé sale del útero y debuta en el mundo implica una serie de vueltas y sofisticadas torsiones para acomodar su pequeña gran cabeza y hombros a través del canal vaginal, que está enmarcado por la pelvis. En ninguna otra especie ocurren estos movimientos ni nada similar. Y aun-que pareciera que ahí terminan las complicaciones, en realidad sólo están comenzando.

Los bebés humanos son increíblemente inútiles. Todas las cosas que logramos hacer de adultos, como por ejemplo man-dar cohetes al espacio o mensajes etílicos a las 3 am, contras-tan terriblemente con el hecho de que al nacer y durante un largo periodo después de haberlo hecho somos absolutamen-te incompetentes. Necesitamos de la asistencia de los adultos para sobrevivir.

Esta ineptitud neonata parece que resulta del mismo con-flicto que el del parto: la gran inteligencia humana necesita de grandes cabezas, pero las habilidades manuales que nos han permitido desarrollarnos requieren que caminemos única-mente en dos patas, lo cual implica caderas estrechas. Una de las maneras en que evolutivamente el conflicto se ha resuelto es con recién nacidos más pequeños y poco desarrollados, es decir, bebés inútiles.

Deben pasar años para que los bebés humanos alcancen un desarrollo que les permita ser medianamente independientes. Si la evolución realmente tuviera un plan, un diseño, un pro-pósito, o quisiera llegar a algún lugar, entonces seguramente podríamos también pensarla como una entidad súper cruel al habernos hecho así como somos y ponérnosla tan difícil hasta para nacer. Lo cierto es que no es cruel, pero tampoco inteligente, ni siquiera es una entidad. La evolución es un proceso, y en cada uno de nuestros cuerpos llevamos las pruebas. En algunas de ellas nos sentamos todo el tiempo.

El museo de las reliquias

Típica Navidad con la familia: hay un tío contando chistes malos, varias personas sufriendo de mal del puerco y algún primito viendo la televisión, cuando de repente el espíritu navideño los invade y une a todos: llega el momento de repartir los regalos. Como cada año, recibes un paquete de calcetines, la clásica caja que contiene otra caja, que contiene otra caja, que abres para encontrar una caja más pequeña con algo que te da un poco igual. Finalmente, una tía se te acerca con los ojos vidriosos y se echa un pequeño discurso sobre la importancia de lo que estás por recibir. Es una herencia familiar que ha pasado de generación en generación, y ahora que por fin vives solo pasará a tus manos. Con delicadeza desenvuelves el objeto y te encuentras con un jarrón que durante años viste en casa de tu bisabuela, luego de tu abuela, y finalmente de tu tía; un jarrón que no te gusta.

Todos tenemos cosas que nos heredaron y realmente ni nos agradan ni nos sirven para nada, pero por una u otra razón no podemos deshacernos de ellas. En la evolución pasa algo similar, y nuestros cuerpos terminan siendo museos de reliquias inservibles que no hemos podido desechar.

En una de estas reliquias posamos nuestros traseros varias veces al día. El coxis es la última parte de la columna vertebral: "la colita", literalmente hablando. En otros mamíferos que sí tienen cola, las últimas vértebras de su espina dorsal son

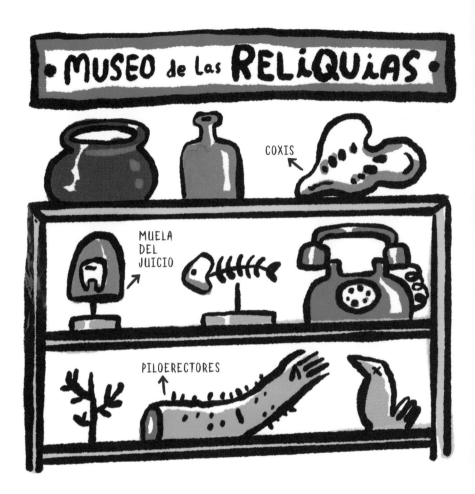

usadas para balancearse. A lo largo de la historia evolutiva de los simios, grupo del cual formamos parte, estas vértebras se fusionaron y perdieron su función.

El hecho de que sigamos teniendo ese vestigio de cola es una prueba de nuestro parentesco con otros mamíferos. ¿Por qué existiría un hueso que no nos sirve para nada, escondido entre las nalgas, con propensión a fracturarse? La única razón es que, como el florero de la tía, es una herencia de la que no hemos podido deshacernos. Así que hasta la persona más reacia a la teoría evolutiva se sienta todos los días en una prueba de ésta, y si el mismo hecho le eriza la piel, se trata de otra evidencia más de la evolución.

Visualiza a un gato amenazado y defensivo. Hace ruidos que parecen venir del infierno, saca los dientes, se encorva y esponja dando una apariencia que, al menos al gato, le resulta atemorizante. Creerás que poco tiene que ver ese aspecto con cómo te ves tú cuando algo te desconcierta o te da miedo, pero trata de imaginarte sintiendo eso. Por ejemplo, recuerda una historia de fantasmas que te haya parecido particularmente desconcertante.

Muy probablemente sentiste escalofríos en los brazos o la cabeza. La piel del gato y la tuya comparten unas fibras musculares llamadas piloerectores, insertas en cada folículo piloso. Cuando estos músculos se contraen, cada pelo se para un poco. En animales como los perros y los gatos esto les da una apariencia de mayor tamaño; erizarse es un mecanismo de defensa que les hace lucir más amenazantes. En los seres humanos, estos músculos siguen existiendo sin tener ninguna utilidad, y responden a situaciones que nuestro cerebro percibe como peligrosas y de las cuales supuestamente hay que defenderse. A pesar de que sepamos que los fantasmas no existen, los escalofríos recorren nuestra piel debido a que es una herencia evolutiva que continuamos cargando.

Algunas de estas herencias no son tan inocuas y causan problemas y gastos, o, desde otro punto de vista, negocios millonarios. Cada año se extraen aproximadamente 10 millones de muelas del juicio únicamente en Estados Unidos. La razón de que para mucha gente impliquen una cirugía es que simplemente no caben en la boca. En el curso de millones de años la mandíbula de nuestra especie ha ido reduciendo su tamaño, dejando cada vez menos espacio para los terceros molares, que, en realidad, le salen sólo a un porcentaje de la población. Para el resto, carecer de muelas del juicio no tiene ninguna consecuencia, pues son una estructura inútil más de nuestro museo personal de reliquias.

FUN FACT

▸ **El aguacate fantasma**

Ese fruto suave y verde que deleita nuestro paladar, y que últimamente merma nuestros bolsillos, tiene una condición fantasmagórica que no es chiste. Considerando que las semillas son una de las principales maneras que las plantas tienen para llegar a otros lugares, y que la forma más eficiente de hacerlo es a través de animales que a su paso las comen y luego las sacan (abono incluido), tratemos de imaginar el hueso de un aguacate haciendo este recorrido. No es fácil pensar qué animal podría lograr semejante hazaña sin sufrir en el intento, y es que el animal en cuestión hoy no es sino un espectro.

Hace 13 mil años, en América rondaban varias especies de mamíferos a los que les llamamos megafauna. Eran tan grandes como un camión y de gustos refinados, a decir por las herencias frutívoras que nos dejaron. Las frutas como los mameyes y los aguacates, que tienen semillas muy grandes, evolucionaron a la par de la megafauna americana. Gracias a que estos animales aguacatívoros se hacían cada vez más grandes, el aguacate tuvo esta libertad también. El problema estuvo en que la megafauna se extinguió, dejando a los aguacates sin nadie que los pudiera dispersar, condenados, por lo tanto, también a su fin.

Por fortuna, los humanos de ese tiempo le agarraron gusto a su sabor, y a partir de entonces se comenzó a cultivar, librándolo de su extinción. Pero cada hueso de aguacate es un recuerdo de su historia evolutiva. El aguacate es una aparición de otros tiempos, y si pensarlo así no te dio miedo, imagina un mundo en donde la historia terminara diferente y no tuviéramos aguacates.

 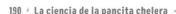

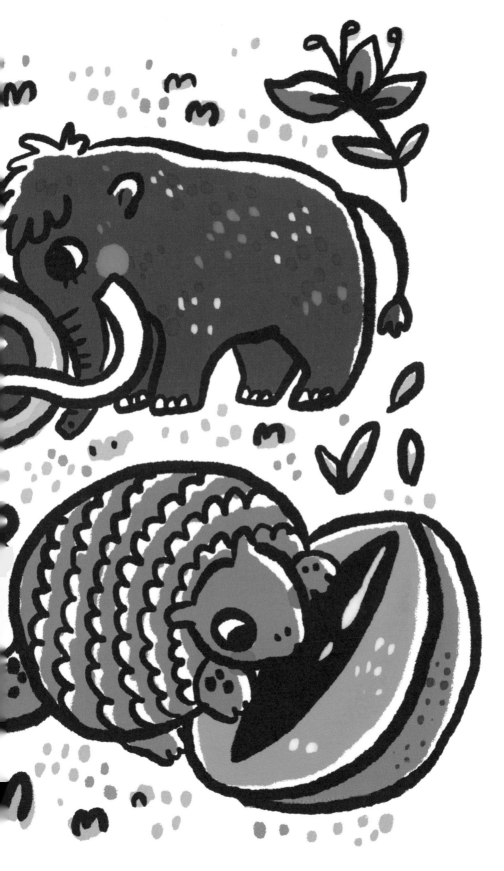

No sobra decir que ese museo no solamente guarda cosas inútiles, que no sirven para nada más que para recordarnos a nuestros antepasados con cola. No. Además de eso, nuestros cuerpos tienen muchas fallas estructurales.

Cosas que simplemente están mal construidas

Hay pocos dolores tan molestos como el de un golpe en el codo. Con poca fuerza, pero en el lugar correcto, causa una sensación de descarga eléctrica que puede extenderse hasta el dedo meñique. No es para menos: un nervio ha sido directamente impactado.

El nervio cubital es el nervio desprotegido más largo en el cuerpo humano. No hay hueso ni músculo por encima de él, por lo que cualquier golpe ligero lo puede estimular, causando la sensación de dolor. Va del hombro hasta la muñeca, y en su camino pasa por dos túneles, donde es particularmente sensible. Uno de estos túneles está en el codo, por lo que un golpe produce esa horrible sensación que, por fortuna, es temporal. Aunque no para todos.

Debido a la exposición de este nervio, las lesiones permanentes o semipermanentes son comunes. Quienes en particular sufren de esto suelen tener los codos doblados mucho tiempo, por ejemplo, quienes trabajan en escritorios. Las neuropatías del nervio cubital se sienten como si todo el tiempo te estuvieras pegando en el codo y tuvieras los dedos y la palma de la mano dormidos.

¿Pero a la evolución le importa el dolor de los oficinistas? No, a la evolución no le importa nada, excepto la reproducción. Y ni en eso nos libramos de sus deficiencias.

Dediquemos un momento a pensar en la maravilla de los órganos sexuales humanos, ubicados en una zona que puede ser motivo de entretenimiento, placer, creación de nuevos humanos y varias infecciones. La corta distancia que hay entre la vagina y el pene con respecto al ano y el orificio urinario los vuelven propensos a infecciones, pues las bacterias fecales migran con facilidad de un orificio a otro, sobre todo en las mujeres.

En ellas, el hecho de que la vagina esté en medio del ano y del meato urinario lo hace aún más fácil, por lo que no sólo las infecciones vaginales por este tipo de migración son frecuentes, sino también las del tracto urinario.

Por ponerlo de alguna manera, nuestro mayor parque de diversiones fue construido arriba de un desagüe. Las peripecias que vivimos para evitar complicaciones por esta configuración no son de mucho interés para la evolución, ya que ésta no quita ni pone cosas por su facilidad y practicidad de uso. La evolución está muy lejos de ser una gran ingeniera, es más cercana a nosotros tratando de arreglar la antena de la tele con un gancho de ropa: utilizamos lo primero que encontramos de la manera en que mejor pudimos, lo cual no significa que sea la mejor solución. El proceso evolutivo ha hecho a las especies un compendio de baches, dolores e imperfecciones. Pero gracias a ese mismo proceso ha surgido y seguirá surgiendo toda la biodiversidad del planeta, con sus increíbles características y adaptaciones, que, aunque no sean perfectas, son, como dijo Darwin, "un sinfín de formas, las más bellas y más maravillosas" (¿o qué, pensaron que nos iríamos de este capítulo sin citar al mismísimo Darwin, padre de la evolución? Pues no).

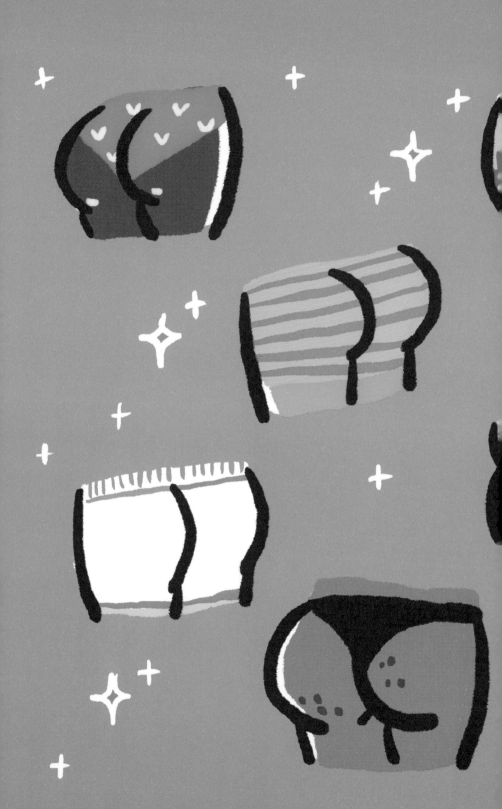

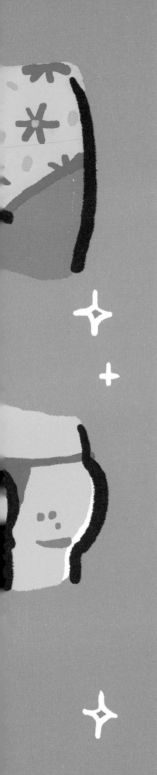

FUN FACT

▶ **La evolución del ano**

Lo damos por sentado (ba dum tss), pero el ano es algo que ni todos los animales tienen, ni ha existido todo el tiempo. Eso quiere decir que en algún momento de la historia evolutiva que trajo a los humanos hasta donde están, el ano hizo su aparición.

Los primeros animales que desarrollaron un sistema digestivo con algo similar a un intestino tenían únicamente un orificio por donde entraba y salía la comida. Actualmente todavía existen especies así, en las que la boca y el ano son básicamente lo mismo. Medusas, corales, anémonas y algunos gusanos viven su vida comiendo y defecando por el mismo orificio.

El cómo la boca y el ano se volvieron dos cosas distintas es algo de lo que deberíamos sentirnos infinitamente agradecidos como humanidad, aunque todavía no está muy claro. Una idea es que con el tiempo este único orificio comenzó a elongarse, hasta el punto en que fue lo suficientemente largo como para tener dos extremos, dejando al ano en el posterior.

Pero pudo haber sido que antes que ano, los animales evolucionaran tejido reproductivo, y a partir de éste se creara un orificio extra para los desechos. Hoy en día, muchos animales como las aves, reptiles y anfibios hacen de las suyas por el mismo orificio que hacen lo suyo, o sea el sexo y la defecación ocurren por el mismo lugar.

Dilucidar la evolución del ano no es fácil pues la diversidad que existe es muy grande. Hay animales que tienen varios anos, mientras que hay otros que no tienen, a pesar de contar con sistema digestivo. Probablemente el ano haya aparecido y desaparecido varias veces en la historia evolutiva, dejando esta interrogante por detrás (otro ba dum tss).

AGRADECIMIENTOS

Me siento muy agradecida con todas las personas que en los últimos cinco años me han dicho que disfrutan el trabajo de divulgación que hago. Sin esos pequeños empujones que me llenan de satisfacción, este libro probablemente no existiría.

Agradezco muy profundamente a mi *partner in crime*, Leonora, por su generosidad, por su amistad y porque hemos ido caminando juntas de forma paradójica, pues si bien el crecimiento profesional es evidente, también lo es el nivel de *tetez* al que podemos llegar (y siempre se puede más).

Ale

Quiero agradecer a todas las personas que me han hecho ver, con su apoyo e interés en mis esfuerzos por hablar de ciencia, que no soy lo que mi biografía de Twitter afirmaba hace algunos años: la *Worst biologist ever*. Gracias especiales a Marion, quien es la que más cree en mí.

Los esfuerzos a los cuales me refiero muy probablemente no representarían ni una fracción si no fuera por Alejandra, quien me ha dicho "sí" cada vez que le he planteado una nueva aventura de divulgación, me enseña día con día cómo se debe hacer nuestro trabajo y, además, me tiene una paciencia MONUMENTAL. A ella le agradezco más que a nadie.

Leonora

DESPEDIDA

Ya sabemos que en la introducción dimos muchas gracias, pero no podemos dejar de mencionarlas en el cierre. Es súper emocionante que hayas leído nuestro libro. Gracias por tener la curiosidad de saber más de tu cuerpo, de explorar cuestiones que pudieran parecer asquerosas o desconcertantes, y de encontrar en ellas entretenimiento.

Deseamos que sigas queriendo saber más sobre ti. La investigación científica a veces abarca cuestiones que van tan lejos —a veces a millones de años luz de nosotras— que podría sentirse como si lo que tenemos más cercano no fuera relevante. Pero tal como esperamos que lo hayas vislumbrado, todo recoveco humano puede ser tan interesante como las galaxias más lejanas.

La ciencia de la pancita chelera de Leonora Millán y Alejandra Ortiz
se terminó de imprimir en octubre de 2020
en los talleres de
Impresora Tauro, S.A. de C.V.
Av. Año de Juárez 343, col. Granjas San Antonio,
Ciudad de México